普通高等教育农业农村部"十三五"规划教材
全国高等农林院校"十三五"规划教材

免疫学实验

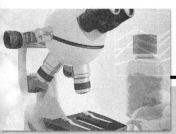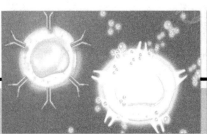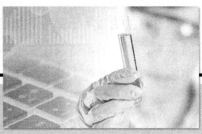

胡咏梅　主编

MIANYIXUE SHIYAN

中国农业出版社
北　京

内容简介

    本教材以免疫学基础性实验为主。本教材共有 29 个实验，主要介绍了目前应用较为广泛的免疫学新技术，内容包括抗体的制备、抗原抗体反应、免疫标记与分析技术、免疫细胞的分离及其功能检测技术、人白细胞抗原分型技术、超敏反应试验以及免疫细胞凋亡的检测等。

    本教材主要适用于高等农林院校和综合性大学生命科学类各专业的本科生的免疫学实验教学，也可供高等院校生命科学类专业研究生和免疫学专业人员作为学习和掌握现代免疫学技术的参考书。

编 写 人 员

主　编　胡咏梅

副主编　刘明秋　张吉斌　田文霞　胡涌刚
　　　　　祁高富

编　委（按姓氏笔画排序）

　　　　丰明乾　华中农业大学

　　　　田文霞　山西农业大学

　　　　刘明秋　复旦大学

　　　　祁高富　华中农业大学

　　　　李　瑞　上海交通大学医学院附属第九人民医院

　　　　李冬青　武汉大学

　　　　张　鼎　山西农业大学

　　　　张吉斌　华中农业大学

　　　　郑龙玉　华中农业大学

　　　　赵宇军　山西农业大学

　　　　胡咏梅　华中农业大学

　　　　胡涌刚　华中农业大学

　　　　高振秋　盐城师范学院

前 言
FOREWORD

　　免疫学是研究生物机体识别异己的抗原物质并对其产生应答反应的复杂生理生化过程及其调控、遗传的基本理论与应用的科学。随着生命科学的发展，特别是近年来分子生物学和细胞生物学的发展，免疫学发展迅速，许多特异性高、灵敏度高、能自动化检测和数据分析处理的免疫学实验技术得以建立。以抗原抗体反应为基础的现代免疫学实验技术不断发展和更新，成为生命科学各个领域研究的重要技术手段。

　　本教材具有科学性、系统性与实用性的特点，吸纳了当代最新的免疫学技术，使其更能适应现代免疫学实验技术的教学。学生在掌握实验原理和操作流程的同时，可通过"课前预习"板块了解各种实验技术相关的背景知识，也可通过"注意事项"和"课后思考"板块熟悉每种实验技术需注意的问题，并思考出现的问题的解决方法。而且，每个实验的"实验结果"的留白部分方便学生记录相关的实验结果，也便于教师评阅。

　　本教材共29个实验，均由具有丰富教学经验的一线教师编写，具体分工如下：胡咏梅编写实验1、5、13、16，郑龙玉编写实验2，张吉斌编写实验3、7，丰明乾编写实验4，刘明秋编写实验6、14，胡涌刚编写实验8、9、10、11，田文霞编写实验12、18、27、28、29，赵宇军编写实验15、21、22、23，李瑞编写实验17，祁高富编写实验16、19，李冬青编写实验20，高振秋编写实验24，张鼎编写实验25、26，全书由胡咏梅统稿。

　　由于编者水平有限，本教材难免存在不足之处，恳请读者批评指正。

编　者
2021年5月

目 录
—— CONTENTS

实验 1

多克隆抗体的制备

实验目的

1. 了解抗原的概念、分类和提纯方法。
2. 掌握抗原的制备与处理方法。
3. 掌握动物的控制要领及标记、免疫方法。
4. 掌握抗血清的分离和保存方法。

课前预习

能刺激动物产生特异性免疫应答，并能与免疫应答产物（如抗体或致敏淋巴细胞）发生特异性结合或反应的物质均可定义为抗原（antigen，Ag）。抗原具有两个特性：免疫原性和反应原性。免疫原性是指抗原能刺激机体使之产生特异性免疫应答的性质；反应原性是指抗原在一定条件下，能与抗体或致敏淋巴细胞等发生特异性结合的能力。既具有免疫原性又具有反应原性的物质称为完全抗原（complete antigen），如细菌、病毒和大分子的蛋白质等；仅具有反应原性但不具有免疫原性的物质称为半抗原（hapten），如糖类、脂类和一些小分子药物等。

抗原是启动免疫应答的重要元件，也是血清学技术检测中的重要成员，其本身具备极高的理论和应用研究价值。如可用于研究各种免疫细胞的表面标记，用作诊断、分类和制备疫苗的材料，用于研究机体的免疫应答机制等。

来源于组织或细胞的蛋白质类抗原，往往混有其他蛋白质、多糖、脂类和核酸等杂质，需要对目的抗原进行提纯后才能用作研究的材料。通常情况下，抗原的分离、纯化与鉴定所采用的方法根据抗原的来源和研究目的的不同也会有所不同。经沉淀、透析和超滤技术对目的抗原进行初步分离后可满足部分实验要求，但大多数实验要求抗原的纯度在90％以上。蛋白质类抗原的纯度通常要达到亲和层析或十二烷基硫酸钠-聚丙烯酰胺凝胶电泳（sodium dodecyl sulfate polyacrylamide gel electrophoresis，SDS-PAGE）要求的纯度。为了获得特异性高、高效价的抗体，最好达到95％以上的高效液相色谱要求的纯度。更精细的实验通常要求蛋白质达到98％以上的高效液相色谱要求的纯度。

常用的抗原纯化有离心、吸附层析、亲和层析、离子交换层析、凝胶过滤层析和高效液相色谱（high performance liquid chromatography，HPLC）等方法。经过一系列的分离提纯后，还需结合两种或以上的方法从不同角度对蛋白质样品的均一性进行分析，以确保抗原的纯度。常用的抗原鉴定方法有 SDS-PAGE、高效液相色谱法和免疫化学法等。

免疫学检测技术的首要问题是如何获得特异性强、高效价的抗体。抗体具有特异性识别相应抗原的能力。抗原和抗体反应的特异性可用于对抗原进行鉴定和定量分析，在免疫学诊断中广泛应用。因此，抗体的制备具有重要意义。

目前，可人工制备的抗体有单克隆抗体（monoclonal antibody，McAb）、多克隆抗体（polyclonal antibody，pAb）和基因工程抗体（genetic engineering antibody，GEAb）。

多克隆抗体是由多个 B 淋巴细胞克隆所产生的，针对多个不同抗原表位的抗体组成的混合物，可通过免疫动物获得。同一类抗原表位可刺激机体产生 IgG、IgM、IgA、IgE 和 IgD 这 5 类抗体。单克隆抗体是由一个 B 淋巴细胞克隆产生，针对一种抗原表位的、完全均一的具有高度特异性的抗体，由单个杂交瘤细胞增殖而成，通常利用体外方法获得。基因工程抗体则是通过 PCR 技术获得抗体的基因或抗体的片段基因，与适当载体重组后，引入不同表达系统所产生的抗体，是按人工设计重新组装的新型抗体分子。

抗原的种类繁多，根据其存在形式，可分为颗粒性抗原和可溶性抗原。颗粒性抗原，如细菌菌体、红细胞等，免疫原性较强，无须加佐剂，可直接免疫。可溶性抗原，有完全抗原和半抗原之分。可溶性完全抗原，如牛血清白蛋白（bovine serum albumin，BSA），免疫原性较弱，需与佐剂混合，乳化后免疫。可溶性半抗原，如多肽、激素等，无免疫原性，需与载体偶联后才能免疫动物。

实验原理

将抗原物质按一定的免疫程序注入健康动物机体后，会引起机体产生免疫应答，B 淋巴细胞分化增殖，形成浆细胞，分泌抗体。经多次免疫后，动物的抗体量达到要求的浓度。抗体主要存在于动物的血清中。采集动物的血液，再从该血液中分离析出免疫血清（又称抗血清）。由于在免疫中所使用的抗原具有多种抗原决定簇，可分别激活具不同抗原识别受体的 B 淋巴细胞，使其产生抗体，因此采用这种方式获得的免疫血清是针对多个抗原表位所产生的抗体，即多克隆抗体。

实验材料、用具、仪器与试剂

1. **实验材料**　家兔（大耳白品系，6 月龄以上）、小鼠（BALB/c 品系，6~8 周龄）。

2. **实验用具**　消毒干棉球、酒精棉球、注射器（1 mL、5 mL、50 mL）、手术剪、剪毛剪、止血钳、镊子、棉线、绳子、玻璃毛细吸管（长约 8 cm，内径约 1 mm）、100 mL 无菌三角瓶或 50 mL 无菌离心管、棉纱手套、乳胶手套、家兔笼、小鼠笼、小鼠固定盒、家兔台式固定器、小型动物解剖台等。

3. **实验仪器**　涡旋振荡仪、离心机、冰箱、生化培养箱等。

4. **实验试剂**　牛血清白蛋白（BSA）、弗氏完全佐剂和弗氏不完全佐剂、生理盐水、戊巴比妥钠、羊抗兔 IgG、羊抗鼠 IgG、叠氮钠等。

实验方法

1. 动物的选择与标记 根据抗体的需要量和用途选择动物，尤其在制备抗免疫球蛋白（Ig）抗体时，需选择与抗原亲缘关系较远的动物。制备一抗的常用动物为小鼠和家兔，制备二抗的常用动物为羊和马。实验室常用的免疫动物主要为小鼠和家兔。常用发育成熟、生理状态良好的青壮年期的雄性动物。小鼠常用 BALB/c 品系，健康，6～8 周龄，体重 18～25 g。家兔要求大耳白品系，健康，6 月龄以上，体重 2～2.5 kg。制备高效价的抗血清需要注意动物的免疫反应性。动物的免疫反应性存在较大的个体差异，因此制备多克隆抗体时不能只免疫 1 只动物，一般免疫 3～4 只。

小动物一般采用金属编号牌法或染料涂抹法标记。用金属编号牌固定兔耳，或用染料涂抹在动物的背部。染料涂抹法推荐用黄色的苦味酸（3%～5%）或咖啡色的硝酸银溶液（2%）涂抹于动物体表的不同部位（图 1-1）。动物标记的原则约定为：先左后右，从前到后。采用单一颜色可标记 1～9 号动物；采用两种颜色可标记 10～99 号动物。可用其中一种颜色代表个位数，用另一种颜色代表十位数。

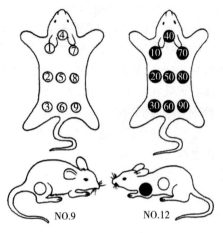

图 1-1 动物的标记方法
（引自霍勇等，2011）

2. 对照阴性血清的采集

（1）小鼠阴性血清的采集 将小鼠从鼠笼中取出，固定于特制的小鼠固定盒中，露出鼠尾。用酒精棉球消毒鼠尾，用剪刀剪去尾尖，将流出的尾静脉血液收集于洁净的 1.5 mL 离心管内。取血时用手从小鼠尾根部向尾尖部轻轻捋，取得数滴血，于离心机内短甩。将收集的尾静脉血液于室温下放置 0.5 h 后，经 4 ℃过夜使血清析出。取上清液，于 4 ℃下 3 000 r/min 离心 10～20 min，吸取上清液于另一洁净的 1.5 mL 离心管中，作为未免疫的小鼠阴性血清，于 -20 ℃保存备用。

（2）家兔阴性血清的采集 抓取家兔时，打开兔笼门的动作要轻，勿使家兔受惊。将右手伸入笼内，从家兔的头部将其两耳轻轻压于手掌内，家兔便匍匐不动。将家兔颈部的被毛连同皮一起抓住并提起，再以左手托住家兔的臀部，使家兔身体的重量大部分落在操作者的左手手掌上（图 1-2）。

将家兔固定于特制的台式固定器中，用手指轻拍兔耳外缘静脉处，使静脉充血。以酒精棉球消毒后，用 1 mL 注射器由耳根向耳尖方向刺入，采血 100 μL 左右，置于洁净的 1.5 mL 离心管内，再以无菌干棉球压迫止血。将收集的血液于室温下放置 0.5 h 后，经 4 ℃过夜使血清析出。取上清液，于 4 ℃下 3 000 r/min 离心 10～20 min，吸取上清液于另一洁净的 1.5 mL 离心管中，作为未免疫的家兔阴性血清，于 -20 ℃保存备用。

3. 抗原的制备与处理

（1）可溶性抗原的制备与处理

①可溶性完全抗原的制备与处理。如牛血清白蛋白，免疫原性弱，需与佐剂混合，乳化

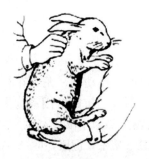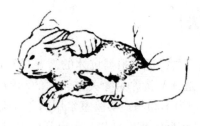

图 1-2 家兔的抓取方法

（引自张文学，2007）

后免疫。抗原乳化的方法有多种，如采取注射器研磨法，可取 2 支 5 mL 的注射器，1 支吸取 2 mL 0.05～0.5 mg/mL 的抗原液，另一支吸取等量的弗氏完全佐剂或弗氏不完全佐剂，两个注射器之间用塑料管连接，来回反复推拉，直至形成油包水状态的乳化液。如采用振荡法，则将抗原液和等量的弗式完全佐剂或弗氏不完全佐剂一同放入离心管中，在涡旋振荡仪上振荡 30 min 以上直至完全乳化。判断乳化完全的方法：取一小滴乳状液抗原，滴在清水表面，若乳状液呈团状漂浮在水上且不扩散，则表明已乳化完全，可用于免疫；若液滴分散，则需继续混合直至完全乳化。

②可溶性半抗原的制备与处理。与可溶性半抗原偶联的常用载体有牛血清白蛋白（BSA）、钥孔血蓝蛋白（keyholelimpet hemocyanin，KLH）和卵清蛋白（ovalbumin，OVA）。载体应不影响后续的抗原检测。常用的偶联剂有戊二醛、过碘酸钠和碳化二亚胺（carbodiimide）等。载体蛋白中，BSA 和 OVA 在实验室临时制备抗体时更常用；而 KLH 不仅免疫效果好，且与哺乳动物的蛋白没有亲缘关系，不会引起交叉反应，因而效果最好。以碳化二亚胺法偶联半抗原与载体蛋白 BSA 为例：取 5 mg 的可溶性半抗原和 5 mg 的 BSA 溶解于 0.5 mL 蒸馏水中，将 10 mg 碳化二亚胺也溶解于 0.5 mL 蒸馏水中，将上述溶解后的液体混合，于 4 ℃ 避光搅拌过夜，用生理盐水反复透析以除去碳化二亚胺，即得到偶联抗原。

（2）颗粒性抗原的制备 颗粒性抗原，如细菌菌体、红细胞等，免疫原性强，无须加佐剂，可直接免疫，菌体或细胞以生理盐水稀释至 1×10^{10} CFU/mL 为宜。

4. 免疫

（1）小鼠的免疫 小鼠每次免疫剂量为 1～10 μg。小鼠的免疫多采用腹腔注射。抓取小鼠时，宜戴好防护用的棉纱手套，用右手捏住小鼠尾，使其爬行于粗糙的台面上（实验室常用试管篓倒扣于桌面上的方式代替）。待小鼠身体较舒展时，用左手拇指和食指捏住小鼠颈部皮肤及其双耳（图 1-3），随后翻转过来，用右手拇指和食指夹住鼠尾和后肢。

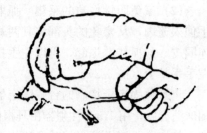

图 1-3 小鼠的抓取方法

（引自张文学，2007）

用左手将小鼠抓取好后，使其腹部向上。为避免伤及小鼠的内脏，可使小鼠处于头低位，使其内脏尽量移向上腹。用右手持预先装有抗原的注射器，针头从小鼠的下腹部刺入皮下，将针头向前推 0.5～1.0 cm，再以 45°角穿过小鼠的腹肌，固定针头后，缓缓注入抗原液（图 1-4）。注意每只小鼠的免疫剂量不要超过 1 mL。

（2）家兔的免疫 家兔的免疫可采用肌内注射、皮下注射、皮内注射、耳静脉注射、淋巴结注射等多种免疫方式。一般将抗原分别经肌内、皮下或皮内多途径、多点小剂量给动物注射，免疫效果较好。家兔每次免疫剂量 $100\sim1\,000\ \mu g$。

耳静脉注射与采血方向刚好相反，针头由耳尖向耳根方向刺入。以左手持兔耳，以右手将 1 mL 注射器内预先装好的抗原液由耳静脉注入，针头以与静脉几乎相平行的角度刺入。若注射的部

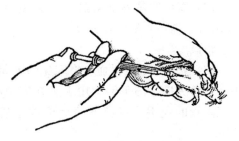

图 1-4 小鼠的腹腔免疫
（引自霍勇等，2011）

位和角度正确，则会感觉针头的阻力较小，并可见附近的血管变色；如遇阻力较大或皮下隆起则表明注射有误，需另选注射部位，重新注射。注入抗原液时，需用手将针头与兔耳同时固定，以免针头退出。注射完毕后用消过毒的干棉球压住注射部位，然后快速拔出针头，再压 $3\sim5$ min 以止血。皮下注射时，用左手将家兔的颈部或背部脊椎两侧的皮肤提起，用右手将预先装有抗原液的注射器针头刺入皮下，注射 $0.1\sim0.5$ mL。若皮下注射正确，会感觉到注入的阻力不大，并可见皮下成扩散状隆起。

可溶性抗原在首次免疫时需与等体积的弗氏完全佐剂混合；第 2 次免疫与等体积的弗氏不完全佐剂混合；此后的免疫可不用佐剂。颗粒性抗原的免疫时间一般间隔 $1\sim2$ 周。可溶性抗原在首次免疫 3 周后进行加强免疫，之后再间隔 2 周左右加强免疫 1 次。如果想在较短时间内获得抗体，又对抗体的效价要求不高，也可尝试短程免疫，间隔时间为 $1\sim7$ d。

通常在免疫 3 次后由小鼠的尾静脉或家兔的耳静脉采集少量血，分离免疫血清，测定相应抗体的效价。若抗体效价达到预定要求［以双向琼脂扩散法检测时效价应大于 1∶32；以酶联免疫吸附试验（ELISA）法检测时，效价应在 1∶2 000 以上］，即可大量采集免疫血清。抗体效价与抗原性质有关。一般来说，良好的蛋白质类抗原相对应的抗血清效价均可达到 1∶6 400。若抗体效价过低，可考虑追加 $1\sim2$ 次免疫；如果追加免疫后仍不能达到相应要求，应考虑更换动物或进行抗原修饰，或调整免疫方案重新免疫。

5. 采血及免疫血清的收集 动物加强免疫后的第 $5\sim7$ 天采血。为防止乳糜血的形成，家兔在采血前 $12\sim24$ h 应禁食，但不禁水。

小鼠常用的采血方法有断尾取血、内眦取血。家兔常用的采血方式有耳静脉采血、心脏采血和颈动脉放血。

（1）小鼠的断尾取血 与小鼠阴性血清的取血方式相同。将小鼠装入特制的小鼠固定盒中，露出鼠尾。先用酒精棉球消毒鼠尾，然后用剪刀剪去约 1 cm 长的尾尖，将流出的尾静脉血收集于洁净的 1.5 mL 离心管内，用手从小鼠尾根部向尾尖部轻轻捋，取得数滴血后，用无菌干棉球压迫止血。最后收集的血液于离心机内短甩，收集备用。每次采血，可按上述方法剪去一小段鼠尾。

（2）小鼠的内眦取血 左手抓取小鼠，用拇指和食指握住小鼠颈部使其眼球外突。右手持一根无菌玻璃毛细吸管（长约 8 cm，内径约 1 mm），将毛细吸管的尖端插入小鼠内侧的眼角，方向与小鼠鼻侧的眼眶壁平行，向喉部方向推进 $4\sim5$ mm，随后眼眶后静脉丛的血液自然进入毛细吸管内，并可顺毛细吸管流入接血的 1.5 mL 离心管内。

（3）**家兔的耳静脉采血**　与家兔阴性血清的采血方式相同。以酒精棉球消毒后，用 1 mL 注射器由耳根向耳尖方向刺入，采集的血液置于 1.5 mL 离心管内，再以无菌干棉球压迫止血。

（4）**家兔的心脏采血**　将家兔仰卧固定于手术台上，兔身在操作人员的左手方向，兔头在右手方向（图 1-5）。用手感知家兔心跳，准确找到心脏部位后，用剪毛剪剪去家兔心脏附近的兔毛。将剪下的兔毛放于盛有少量水的废液杯中，以免兔毛飘浮而污染实验室。

以酒精棉球消毒剪去兔毛的部位。用左手触摸并探测心脏的跳动，右手持 50 mL 注射器及 12 号针头（注射器与针头之间以硅胶管相连）从家兔心跳最明显处进针。进针部位一般在家兔由下而上数第 3～4 肋间、胸骨左缘 3 mm 处。

当接近心脏时，针头会随着家兔的心跳而跳动。此时，将注射器针头向里

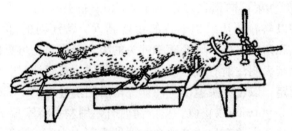

图 1-5　家兔的固定
（引自霍勇等，2011）

插入少许即可进入心室。若针头刺入心脏，会观察到少量血液因心搏的力量自然进入注射器内。控制好针头，徐徐抽取血液。待取满一注射器后，从硅胶管接头处轻轻取下注射器，随后尽快将血液沿瓶壁缓缓注入 100 mL 无菌的空三角瓶或 50 mL 无菌离心管中，再连接好硅胶管，重复上述操作，继续从心脏抽血，直至抽完。

（5）**家兔的颈动脉放血**　将家兔仰卧固定于小型动物解剖台上，用绳子固定其四肢，使头部略放低，以暴露其颈部，头部用头部固定器固定好。用适量的戊巴比妥钠麻醉家兔。用剪毛剪剪去颈部兔毛，取酒精棉球消毒其颈部后，沿颈中部纵向切开一约 10 cm 长的口子。用止血钳从切口处将皮分开，分别夹住切口的 4 个角。再用止血钳小心地剥离颈部的皮下组织，分开肌肉，随后可见位于气管左右两下侧的正在搏动的颈动脉。颈动脉呈粉红色，有白色的迷走神经附于其旁。用止血钳小心剥离神经。

将颈动脉的远心端（记为 A 点）和近心端（记为 B 点）各用一小止血钳夹住，留 4 cm 左右长的血管。在距离远心端 1 mm 左右处（记为 C 点）夹一小止血钳。用无菌小剪刀从 A、C 点中部剪断血管。将颈动脉管垫于左手食指上，用无菌小剪刀在 B、C 血管段靠近 C 点下前方处剪一小斜缺口（约占血管直径的 1/3）。将血管贴靠在 100 mL 无菌三角瓶瓶壁或 50 mL 无菌离心管管壁上，松开近心端 B 点处的止血钳，血便自行流入三角瓶中。当血流渐缓时，可将位于动物解剖台上的家兔的后肢端抬高，以增加放血量。通常，一只 2.5 kg 的家兔通过颈动脉放血可收集 100 mL 左右的血液。

6. 抗血清的分离、标记、保存与效价测定　将收集的血液于室温下放置 0.5 h 后，用无菌玻棒使瓶壁上的血块剥落、松动，以利于血清经 4 ℃过夜后充分析出。取上清液，于 4 ℃下 3 000 r/min 离心 10～20 min。吸取上清液（含抗体的血清），加叠氮钠（终浓度为 0.1%）。将抗血清小量分装于 1.5 mL 离心管中，于 −20 ℃或 −80 ℃下保存备用。采用间接法 ELISA 检测抗体效价，结合所得抗体效价水平，决定加强免疫或调整免疫方案以获得高效价的抗血清。

实验结果

统计本小组所获得的免疫血清的来源、数量，并描述其颜色。

注意事项

1. 要制备高效价的抗血清，需使用佐剂。但要注意的是，若抗原中有微量杂蛋白存在时，也可能因佐剂的存在而产生非特异性抗体。因此，要结合抗原的纯度和实验的需要，适当地使用佐剂。在抗原纯化中应尽量除去其中可能存在的杂蛋白，要想制备特异性高的抗血清，所采用的抗原的纯度越高越好。

2. 颈动脉放血时，看到气管后应停用所有锐器，可用止血钳、钝玻棒操作，注意不要剪破毛细动脉管。

课后思考

1. 如何制备高效价、特异性的抗血清？需要注意哪几个方面？

2. 查阅文献，试比较短程免疫和长程免疫方案的优缺点。

3. 三聚氰胺（$C_3H_6N_6$，相对分子质量 126.12）奶粉污染事件后，食品的安全问题再一次成为全社会关注的焦点。国际食品法典委员会于 2012 年审查通过了液态婴儿配方食品中三聚氰胺含量的限量标准，为 0.15 mg/kg。在我国，三聚氰胺含量已被列入乳制品产品出厂和生乳收购的必检项目。建立一种简便快捷、灵敏度高的方法来检测动物源性食品中三聚氰胺的残留量就显得尤为重要。试从抗原的制备、免疫和抗血清效价检测等方面制订一套制备三聚氰胺多克隆抗体，并对其效价进行检测的方案。

实 验 2

单克隆抗体的制备

实验目的

1. 掌握单克隆抗体产生的原理。
2. 掌握单克隆抗体的制备方法。
3. 了解单克隆抗体的应用。

课前预习

单克隆抗体是由单个杂交瘤细胞增殖而成的、细胞克隆产生的、针对某一抗原表位的、完全均一的、单一特异性的抗体。单克隆抗体的理化性状高度均一，生物活性单一，只与一种抗原表位发生反应，具有高度的特异性。

杂交瘤技术是在细胞融合技术的基础上建立起来的。将具有分泌抗体能力的致敏 B 淋巴细胞和具有无限增殖能力的骨髓瘤细胞融合为杂交瘤细胞。这种杂交瘤细胞具有两种亲本细胞的特性：既能分泌抗体，又能在体外长期增殖。杂交瘤细胞经过克隆化后成为单个细胞克隆，分泌的抗体即为单克隆抗体。

为获取较高的杂交融合率，骨髓瘤细胞系应与免疫动物属于同一品系。目前可用于单克隆抗体制备的骨髓瘤细胞有多种，如 NS1 和 SP2/0 等，其中以不分泌免疫球蛋白（Ig）的 SP2/0 细胞系等较为常用。骨髓瘤细胞的培养一般使用含 10% 小牛血清的 RPMI-1640 和 DMEM 等培养液。

在细胞培养过程中，随时可能发生细胞被污染或分泌抗体的功能丧失等情况，因此将已克隆化并经鉴定合格的杂交瘤细胞株，或暂未来得及克隆化和鉴定的一部分杂交瘤细胞及时冻存是十分重要的。如果没有原始细胞的冻存，有时会造成不可弥补的损失。冻存的温度越低越好，冻存于液氮中的细胞株活性仅有轻微的降低，而冻存于 -70 ℃冰箱的细胞株活性则改变较大。细胞不同于菌种，冻存过程中需格外小心。目前，冻存细胞大都采用 -196 ℃ 液氮保存，以保持其特性和活性。

单克隆抗体与多克隆抗体的纯化方法相同。腹水中特异性抗体的浓度较抗血清中的多克隆抗体高，纯化效果好。按所要求的纯度不同采用相应的纯化方法，一般采用盐析、凝胶过滤和离子交换层析等步骤以达到纯化目的，有的也采用较简单的酸沉淀方法。

实验原理

B淋巴细胞在抗原的刺激下，能够分化增殖形成具有针对该抗原特定表位分泌特异性抗体的能力，但B淋巴细胞的这种能力是有限的，不可能持续分化增殖下去，因而产生免疫球蛋白的能力也是极其微小的。将B淋巴细胞通过细胞杂交技术与非分泌型的骨髓瘤细胞融合，可形成杂交瘤细胞。两种亲本细胞融合后，可形成含多种细胞成分的混合体，包括未融合的游离亲本细胞、骨髓瘤细胞间的融合细胞、免疫B淋巴细胞间的融合细胞，以及骨髓瘤细胞与免疫B淋巴细胞间融合而形成的异核细胞。在这些细胞中，只有这种异核细胞可形成杂交瘤，筛选出来后予以克隆培养。在HAT选择培养液中培养时，骨髓瘤细胞由于缺乏胸苷激酶或次黄嘌呤-鸟嘌呤核糖转移酶，故不能生长繁殖；而脾B淋巴细胞和骨髓瘤细胞形成的杂交瘤细胞具有上述两种酶，故可在HAT选择培养液中生长繁殖。

克隆化的杂交瘤细胞既具有瘤的无限增殖的能力，又具有产生特异性抗体的能力。用HAT选择培养液筛选出融合的杂交瘤细胞，经反复克隆化，获取产生单克隆抗体的杂交瘤细胞。将这种克隆化的杂交瘤细胞注入小鼠体内或进行体外培养，即可获得大量高效价的抗单—抗原表位的特异性单克隆抗体（图2-1）。这种技术称为单克隆抗体技术。

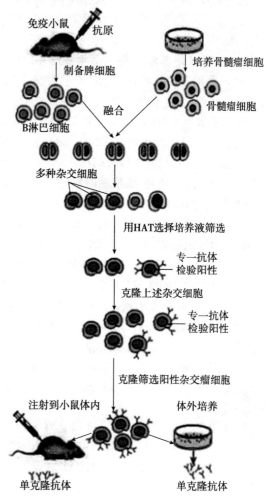

图2-1 单克隆抗体的制备
（改自朱正威，2004）

实验材料、用具、仪器与试剂

1. 实验材料 小鼠（BALB/c，雌性，6～8周龄）、可溶性抗原（如蛋白质或多肽抗原）、颗粒性抗原（如细胞或病毒）、小鼠骨髓瘤细胞SP2/0。

2. 实验用具 注射器、剪刀、镊子、200目钢丝筛、平皿、烧杯、细胞培养板（24孔、96孔）、细胞培养瓶、血细胞计数板、离心管、冻存管、0.22 μm微孔滤膜、除菌滤器等。

3. 实验仪器 CO_2 培养箱、磁力搅拌器、超净工作台、倒置显微镜、离心机、低温冰箱、液氮罐、水浴锅、高压灭菌锅等。

4. 实验试剂

(1) RPMI-1640 培养液 RPMI-1640 干粉 10.4 g、Hepes 5.95 g，用三蒸水加至 1 L，摇匀，置于 4 ℃ 过夜，使其完全溶解。用 0.22 μm 微孔滤膜过滤除菌，-20 ℃ 保存，需在 6 个月内使用。

(2) DMEM 培养液 将三蒸水 300 mL 加热至 15~30 ℃，加入 DMEM 干粉 1 包（约 13.78 g），并用三蒸水冲洗 DMEM 干粉袋 2~3 次，在磁力搅拌器上搅拌，使 DMEM 干粉充分溶解，补加 $NaHCO_3$ 3.7 g、L-谷氨酰胺 0.2 g、Hepes 1.12 g、青霉素 0.1 g、链霉素 0.1 g 和三蒸水 500 mL，用 1 mol/L HCl 溶液或 1 mol/L NaOH 溶液调节 pH 至 7.2~7.4，用三蒸水定容至 1 L。采用 0.22 μm 微孔滤膜过滤除菌，分装于无菌血清瓶中，4 ℃ 保存备用。使用前加入占总体积 10% 的已灭活的小牛血清。

(3) 100× 次黄嘌呤-胸腺嘧啶核苷（HT）储存液 次黄嘌呤（hypoxanthine）136.1 mg、胸腺嘧啶核苷（thymidine）38.8 mg、双蒸水 100 mL，置于 50 ℃ 水浴中使之完全溶解。用 0.22 μm 微孔滤膜过滤除菌，按 2 mL/瓶分装小瓶，-20 ℃ 保存备用。

(4) 100× 氨基蝶呤（A）储存液 取氨基蝶呤（aminopterin）1.76 mg，溶于 90 mL 双蒸水中，滴加 1 mol/L NaOH 溶液并不断搅动，直至氨基蝶呤完全溶解，再滴加 1 mol/L HCl 溶液，调节溶液的 pH 至 7.0 左右，补加双蒸水至 100 mL。用 0.22 μm 微孔滤膜过滤除菌，按 2 mL/瓶分装小瓶，-20 ℃ 保存备用。

(5) HAT 选择培养液 含 20% 血清的 RPMI-1640（或 DMEM）培养液 98 mL，100× HT 储存液 1 mL，100×A 储存液 1 mL。

(6) 磷酸盐缓冲液（phosphate buffered saline，PBS） NaCl 8 g、KCl 0.2 g、Na_2HPO_4 1.44 g、KH_2PO_4 0.24 g，在 800 mL 蒸馏水中溶解后，用 HCl 溶液调节 pH 至 7.2~7.4，加水定容至 1 L。

(7) Tris-NH_4Cl 溶液 Tris 1.3 g 溶于 50 mL 双蒸水中，NH_4Cl 3.735 g 溶于 450 mL 双蒸水中。混合 Tris 和 NH_4Cl 溶液，调 pH 至 7.65。

(8) 冻存培养基 由 1×DMEM 培养基 7 份、小牛血清 2 份和二甲基亚砜 1 份混合而成。

(9) 细胞固定液 甲醇 3 份，冰醋酸 1 份。

(10) 吉姆萨（Giemsa）染色液 吉姆萨染色粉 0.5 g，中性甘油 33 mL，甲醛 33 mL。将吉姆萨染色粉置于研钵中磨细后，逐滴加入中性甘油，研磨至呈糊状，置于 56 ℃ 烘箱内 2 h，其间常搅拌，使染料溶解，然后加入甲醛，即为储存液，于棕色瓶中储存。临用时取 1 份储存液，加 10 份蒸馏水配成吉姆萨染色液待用。

(11) 其他试剂 弗氏完全佐剂、弗氏不完全佐剂、小牛血清、1% 秋水仙素、75% 乙醇、聚乙二醇（PEG）、0.5% 琼脂液、DMSO、青霉素、链霉素、石蜡油或降植烷、台盼蓝等。

📝 **实验方法**

1. 抗原的处理 颗粒性抗原，如细胞、细菌菌体和病毒等，一般具有较强的免疫原性，可不加佐剂，就可得到较好的免疫效果。可溶性抗原主要是蛋白质或多肽抗原，需与弗氏完全佐剂或弗氏不完全佐剂混匀后进行免疫。

2. 动物的免疫　蛋白质或多肽抗原 $1 \sim 50\ \mu g$，与等体积弗氏完全佐剂混合并充分乳化。细胞抗原在接种前加 PBS 缓冲液洗 3 遍，配制成（$2 \sim 5$）$\times 10^{10}$ CFU/L 的细胞悬液，可不加佐剂，直接进行免疫。将乳状液或细胞悬液进行免疫接种。可溶性抗原通常采用皮下多点接种，每点 0.1 mL，每只小鼠注射 $0.8 \sim 1$ mL。细胞抗原采用腹腔免疫，每只小鼠接种（$1 \sim 2$）$\times 10^{7}$ 个细胞，共 $0.5 \sim 0.8$ mL。

免疫 $2 \sim 3$ 周后，用与初次免疫剂量相同的可溶性抗原加弗氏不完全佐剂，制成乳状液，经皮下第 2 次免疫动物。或用与初次免疫相同的细胞量，经腹腔加强免疫。

根据需要，可于第 2 次免疫 $7 \sim 10$ d 后取少量血清测定抗体效价。根据抗体效价的测定结果，决定是否需要进行加强免疫。

在细胞融合实验前 3 d 再次加强免疫。可溶性抗原不加佐剂，直接用 $50 \sim 100\ \mu g$ 的抗原溶液静脉注射，或用与上述等量的细胞进行腹腔注射或静脉注射。为避免小鼠免疫反应不佳或免疫过程中死亡，可同时免疫 $3 \sim 4$ 只小鼠。一般被免疫动物的血清抗体效价越高，融合后细胞产生高效价特异性抗体的可能性越大。

3. B 淋巴细胞和骨髓瘤细胞的融合

(1) 骨髓瘤细胞的制备　取 $1 \times 10^{7} \sim 5 \times 10^{8}$ CFU/L 的 SP2/0 细胞，用 RPMI-1640 培养液培养，每 2 d 换 1 次液，$3 \sim 5$ d 传代 1 次（1∶10 稀释传代），待细胞生长至对数生长期时用于融合。

生长良好的细胞在倒置显微镜下观察为圆形、明亮、排列整齐、形态完整、密度适宜，经台盼蓝染色，活细胞数应大于 90%。

融合前 1 d 换 1 次液，次日取轻度贴壁生长的 SP2/0 细胞，用 RPMI-1640 培养液洗涤 3 次，800 r/min 离心 10 min，用 5 mL RPMI-1640 培养液重悬细胞，计数后，调整为 1×10^{10} CFU/L 的细胞悬液备用。

(2) 饲养细胞的制备　饲养细胞一般选用小鼠腹腔巨噬细胞，并选择与免疫小鼠相同品系的未经免疫的小鼠（$6 \sim 10$ 周龄），常用 BALB/c 小鼠。采用颈椎脱臼法处死小鼠，用 75% 乙醇溶液浸泡消毒 10 min。

用手术剪将小鼠腹部剪开一个小口，剥开皮肤，露出腹膜。用无菌注射器注入 $5 \sim 6$ mL 预冷的 RPMI-1640 培养液至腹腔，轻轻震动小鼠腹壁，令培养液充分进入腹腔细胞，仍用该注射器回抽腹腔液体，加到 10 mL 离心管中，1 000 r/min 离心 10 min，弃上清液。

用 HAT 选择培养液重悬沉淀细胞，调整细胞数至 2×10^{8} CFU/L。将重悬的细胞加至 96 孔细胞培养板中，100 μL/孔，置于 5%CO$_2$ 培养箱内 37 ℃ 培养备用，即可供细胞融合和克隆化使用。接种 $2 \sim 4$ 块细胞培养板。在制备饲养细胞时，切忌针头刺破动物的消化器官，否则所获细胞会有严重污染。

(3) 脾细胞的制备　取加强免疫 3 d 后的符合免疫质量控制标准的小鼠，眼动脉放血，获取血清保存。用颈椎脱臼法处死小鼠，浸泡于 75% 乙醇溶液中 5 min。在无菌条件下取脾，其操作过程为：在超净工作台内将小鼠右侧卧，放入无菌平皿中。用经灭菌处理的剪刀剪开颈部皮肤，然后用镊子将皮肤撕至尾部，充分暴露左侧背部。用酒精棉球消毒后，剪开左侧背部肌肉，暴露条状脾。剥离后用镊子取出脾放入平皿中，再用 RPMI-1640 培养液洗涤。

取一无菌平皿，将 200 目钢丝筛或不锈钢筛网置入平皿内，加入一定量的 RPMI-1640 培养液，用注射器内塞充分研碎脾，获得脾细胞悬液。用注射器将脾细胞悬液吸入预冷的离心管中，于 4 ℃下 1 200 r/min 离心 10 min，弃上清液。加入 Tris-NH$_4$Cl 溶液裂解红细胞，3～5 min 后于 4 ℃、1 200 r/min 离心 10 min，弃上清液。用 RPMI-1640 培养液洗涤所收集的细胞 3 次后，加入 2 mL RPMI-1640 培养液，重悬收集的细胞。

用台盼蓝染色计算活细胞数，以高于 80％为合格。用血细胞计数板计数细胞，调整成浓度为 1×10^{11} CFU/L 的脾淋巴细胞悬液备用。

（4）细胞融合 细胞融合有多种方法，如物理融合法、化学融合法和生物融合法等，其中以聚乙二醇（PEG）为融合剂的化学融合法最为常用。

将骨髓瘤细胞与脾细胞按 1∶10 或 1∶5 的比例混合于 50 mL 离心管中，用无血清的 DMEM 培养液洗涤 1 次，1 200 r/min 离心 8 min。弃上清液，尽量吸净残留液体，轻弹离心管管底，使细胞沉淀略松动。

在 1 min 内加入 37 ℃预温的 50％ PEG 溶液 1 mL，边加边轻微摇动离心管，于 37 ℃水浴作用 1 min。加 37 ℃预温的无血清的 DMEM 培养液以终止 50％PEG 溶液的作用：1 min 内匀速滴加 1 mL，然后每隔 1 min 分别加入 2 mL、3 mL、4 mL、5 mL 和 6 mL，边加边轻微摇动离心管。800 r/min 离心 5 min，弃上清液，轻弹离心管管底，使细胞沉淀略松动。

用 HAT 选择培养液重悬细胞，制备成浓度为 2.5×10^9 CFU/L 的细胞悬液。将上述细胞加到已有饲养细胞层的 96 孔细胞培养板内，每孔加 100 μL。将 96 孔细胞培养板置于 37 ℃、5％ CO$_2$ 培养箱中培养。

4. 杂交瘤细胞的选择与抗体的检测 将融合后的细胞悬液滴加在 96 孔细胞培养板中，每孔 100 μL，置于 5％CO$_2$ 培养箱中于 37 ℃下培养。

融合后 1～2 d 将有大量瘤细胞死亡，3～4 d 后瘤细胞基本消失，杂交瘤形成小集落。分别在培养的第 1 天、第 2 天、第 3 天和第 5 天，换 1/2 体积的新鲜 HAT 选择培养液。换 HAT 选择培养液时，注意轻轻吸取上清液，勿将固定于孔底的细胞吸出。应首先换对照孔，以免将杂交瘤细胞及抗体带入对照孔中。吸出上清液时，应每孔单独用一个吸头，以免把一个孔中的细胞及抗体带入另一孔中，也可避免污染扩散。根据需要加入适量的饲养细胞。第 7 天按同样的方法加入含有 HT 的培养液，2～3 d 半量更换培养液，再持续培养 14 d。每次换液前，用倒置显微镜观察细胞的生长情况。

当杂交瘤细胞布满孔底 1/10 面积时（10～12 d），即可吸取上清液，开始检测特异性抗体，筛选出所需要的杂交瘤细胞系。但也有在 30 d 左右才出现特异性抗体的。在较好的融合实验中，70％～80％的孔有克隆生长。检测抗体特异性分泌的方法很多，一般以快速、简便、特异和敏感为原则。根据抗原的性质和抗体类型的不同，选择不同的筛选方法。最常用的方法有酶联免疫吸附试验（ELISA）、放射免疫测定和免疫荧光检测等，其中以 ELISA 最为常用。

对继续生长的杂交瘤细胞进行增殖传代。在传代过程中，依情况取消 HAT 选择培养液，改用 RPMI-1640 培养液，同时保存于液氮中并进行克隆化。在这期间每代都要检查抗体，以防止产生抗体细胞的变异和丢失。

5. 阳性杂交瘤细胞的克隆筛选 经 HAT 选择培养液筛选后，一个孔内并非只有一个克隆，有的孔可能有数个甚至更多的克隆，其中包括抗体分泌细胞和抗体非分泌细胞。杂交瘤克隆化是将经专一抗体检验呈阳性孔的细胞进行克隆化，以获取真正的单克隆抗体分泌细胞。

杂交瘤细胞克隆化的方法有多种，如液相有限稀释法、软琼脂平板法、显微镜操作法及应用荧光激活细胞分离仪等，其中最常用的是液相有限稀释法和软琼脂平板法。

采用液相有限稀释法克隆筛选阳性杂交瘤细胞时，提前 1 d 制备好饲养细胞层。筛选取出阳性孔内的细胞，计数，并用台盼蓝染色计算出活细胞的比例，调整细胞浓度为 $5 \times 10^3 \sim 1 \times 10^5$ CFU/L。取前 1 d 准备的含有饲养细胞层的 96 孔细胞培养板，每孔加入稀释细胞 100 μL，于 37 ℃、5%CO_2 培养箱中孵育。在第 7 天换液，以后每 2~3 d 换 1 次液。第 8~9 天时，可见细胞克隆形成，应及时检测抗体活性。将抗体阳性且为单克隆生长的细胞进行再次克隆化（重复上述克隆化步骤）。一般需重复 3~5 次，直至达到 100%阳性孔时即可，以确保抗体由单个克隆细胞产生。将阳性细胞移至 24 孔细胞培养板中扩大培养，并尽快冻存每个克隆的细胞。

采用软琼脂平板法克隆筛选阳性杂交瘤细胞时，取 0.5%琼脂液（含有饲养细胞）15 mL 倾注于直径为 9 cm 的平皿中，在室温中待凝固后作为基底层备用。分别按 100 CFU/mL、500 CFU/mL 和 5 000 CFU/mL 等浓度配制需克隆的细胞悬液。将 1 mL 42 ℃预热的 0.5%琼脂液在室温中分别与 1 mL 不同浓度的细胞悬液相混合。混匀后立刻倾注于琼脂基底层上，室温静置 10 min，使其凝固；然后于 37 ℃、5%CO_2 培养箱中孵育。4~5 d 后即可见针尖大小的白色克隆；7~10 d 后，直接移种至含饲养细胞的 24 孔细胞培养板中进行培养。检测抗体，扩大培养，必要时再克隆化。

6. 杂交瘤细胞的保存与复苏

（1）杂交瘤细胞的冻存　将传代过程中生长良好的杂交瘤细胞用毛细管轻轻吹下，以 1 000 r/min 离心 10 min，弃去上清液，加入 1 mL 冻存培养基，将细胞悬液移入 2 mL 细胞冻存管中，注明细胞名称及冻存日期，置−70 ℃冰箱中过夜，然后移入液氮罐中保存。

也可将细胞冻存管悬于液氮罐口上，缓慢下垂，经 1 h 左右，将细胞冻存管浸入液氮内。每株细胞均应冻存 5~8 支。2~3 d 后立即复苏 1 支以检查冻存效果。以后每年都要复苏 1 支，再克隆化。如发现有的杂交瘤抗体分泌转弱或转阴，应扩大培养强阳性株，再冻存，并将原冻存细胞废弃。

二甲基亚砜有防止细胞内形成冰结晶的作用，且本身有毒性，是无菌的，故配制时不需灭菌，其在高压蒸汽条件下会被破坏。因此，当怀疑冻存液有污染时，只能采用过滤的方式除菌。

（2）杂交瘤细胞的复苏培养　将装有杂交瘤细胞的细胞冻存管自液氮中小心取出（切勿用手直接接触，以免手被冻伤），立即放入 37 ℃水浴中，在 1 min 内使冻存的杂交瘤细胞解冻。然后将杂交瘤细胞转移至离心管中，加入适量 DMEM 培养液，离心 10 min。去上清液，加入 5~10 mL DMEM 培养液，分装于 2 个小培养瓶中培养。也可选择不离心，其具体做法是：将细胞吸出后，置于含饲养细胞层的细胞培养瓶内，加入 DMEM 培养液至细胞培养瓶容量的 2/3，置 37 ℃、5%CO_2 培养箱中培养 4 h 后，小心倾去部分培养液，再补加新鲜的 DMEM 培养液继续培养。待复苏细胞生长良好时，2~3 d 传代培养。

若冷冻后死亡细胞较多，可采用在培养板和培养瓶中加饲养细胞的方法，即细胞复苏时在含饲养细胞层的细胞瓶内进行。经数次传代后，饲养细胞消失，无碍原细胞株的生长。冻存细胞复苏后的活性多为50%～95%。如果低于50%，则说明冻存复苏过程有问题。

7. 单克隆抗体的鉴定 对采用杂交瘤细胞技术制备的单克隆抗体，应进行杂交瘤细胞染色体的检查、单克隆抗体类型和亚型的测定、单克隆抗体特异性的鉴定及单克隆抗体效价的测定等，必要时还可进行单克隆抗体亲和力和单克隆抗体识别抗原原位的测定。

（1）杂交瘤细胞染色体的检查 常用秋水仙素裂解法。取传代培养24 h的细胞，加1%秋水仙素0.1 mL，于37 ℃水浴4 h。以2 000 r/min离心10 min，收集细胞。弃去上清液，沉淀中加入10 mL的0.075 mol/L KCl溶液，用滴管吹吸均匀，置于37 ℃水浴锅中水浴15～20 min，使细胞肿胀。离心弃去上清液后，沉淀细胞用10 mL的细胞固定液固定20 min。再以2 000 r/min离心10 min，弃去上清液后取沉淀细胞涂片，自然干燥后用吉姆萨染色液染色，油镜检查。小鼠脾B淋巴细胞染色体约40条，SP2/0细胞染色体68条，杂交瘤细胞染色体100条左右。

（2）单克隆抗体类型和亚型的测定 购买兔抗小鼠Ig类型和亚型的标准抗血清，采用琼脂扩散法或ELISA夹心法测定单抗的Ig类型和亚型。

（3）单克隆抗体特异性的鉴定 单克隆抗体特异性通常以交叉反应率来表示。可采用ELISA法和放射免疫法等进行测定。以不同浓度的抗原与近似抗原的物质分别制作竞争抑制曲线，计算各自的结合率，求出各自在抑制率达到50%时的浓度（即IC_{50}，半抑制浓度，或称半抑制率），按下列公式计算交叉反应率。特异性好的抗原免疫血清交叉反应率低，反之亦然。

$$S = Y/Z \times 100\%$$

式中，S为交叉反应率；Y为IC_{50}时的抗原浓度（mg/mL）；Z为IC_{50}时近似抗原物质的浓度（mg/mL）。

（4）单克隆抗体效价的测定 测定单克隆抗体效价的方法有很多。常用的方法有双向琼脂扩散试验、酶联免疫吸附试验（ELISA）、环状沉淀试验等。然而，各实验室更多的是根据实际用途采用相应的方法（如蛋白免疫印迹法、免疫组化和流式细胞术等）进行直接测定。

双向琼脂扩散试验是免疫血清制备中最常用的鉴定方法。其具体方法为：在琼脂板中间孔加入10 μL抗原（1 mg/mL）；在周围孔依顺时针方向分别加入用PBS缓冲液以及分别按1∶2、1∶4、1∶8、1∶16、1∶32和1∶64的比例稀释的动物免疫血清。经37 ℃保温24 h后观察结果，效价在1∶32以上时即可采血。

ELISA法是先用纯化抗原包被96孔细胞培养板，然后加入系列稀释的免疫血清，洗涤后再加酶标记的抗兔IgG抗体（酶标二抗），最后加底物显色，用酶标仪检测。抗体效价在1∶2 000以上时为合格。

环状沉淀试验是较为经典的方法，方便快捷，但目前已较少采用。其具体方法为：将一定浓度的抗原200 μL加入环状沉淀管中，在抗原液面上加入稀释的免疫血清，如抗原与血清的交界面在30 min内能出现"＋＋"的沉淀环，即为阳性反应。测定抗体效价在1∶5 000以上时为合格。

（5）单克隆抗体亲和力的测定 抗体亲和力是指抗体与相应抗原结合的紧密程度，是评价抗体性质的重要指标之一。亲和力的高低一般以结合常数（K_a）或解离常数（K_d）来表示，K_a 的单位是升/摩尔（L/mol），K_d 的单位是摩尔/升（mol/L），两者互为倒数。K_a 值越大，表示抗体的亲和力越高；相反，K_d 值越大，则表示抗体的亲和力越低。放射免疫法是单克隆抗体亲和力的经典检测方法，不过 ELISA 法更加简单方便，且无放射污染，灵敏度较高，目前常用于抗体亲和力的测定。

（6）单克隆抗体识别抗原表位的测定　一个抗原分子表面常有多个抗原表位，用该抗原制备的单克隆抗体，有的是抗同一表位的，有的则是抗不同表位的。可用竞争抑制试验、相加指数法、微机集群分析、免疫印迹及基因工程技术等测定单克隆抗体所识别的抗原位点。

8. 单克隆抗体的大量制备　单克隆抗体的大量制备方法主要有体外大量培养杂交瘤细胞和体内接种杂交瘤细胞这两种方法。体外制备方法是将杂交瘤细胞用无血清的 DMEM 培养液体外培养。从细胞培养上清液中获取单克隆抗体，但此方法产量低，一般培养液内抗体含量为 10～60 mg/L，且费用较高。近年来发展了各种新型培养技术和装置，包括用无血清的 DMEM 培养液作悬浮培养、中空纤维培养系统、全自动气升式或深层培养罐以及微囊或粒珠培养系统等。体内制备方法是将杂交瘤细胞接种于同系小鼠腹腔，制备腹水或血清。此法可获高浓度的单克隆抗体。腹水中抗体浓度可达 5～10 mg/mL，且成本较低，目前较为常用。

制备腹水型单克隆抗体时，预先注射 0.5 mL 降植烷或石蜡油至小鼠腹腔内。7～14 d 后，取对数生长期的杂交瘤细胞，用 PBS 缓冲液洗涤 3 次，1 000 r/min 离心 10 min。用 PBS 缓冲液重悬细胞，调整细胞浓度为 （1～2）×10^9 个/L。取 1 mL 细胞悬液注射至小鼠腹腔内，7～10 d 后可产生腹水。密切观察动物的健康状况与腹水征象，待腹水较多时，用注射器刺入腹腔，视腹水量抽吸 3～5 mL，2 000 r/min 离心 10 min，吸取上清液，分装后冻存。2～3 d 后，小鼠继续长出腹水，可按上述方法再次进行腹水收集，直至不长腹水（不超过 7 d）。腹水出现的快慢与注射细胞类型及小鼠的质量有关。注射细胞少，腹水出现慢，但抗体效价高；注射细胞过多，腹水出现快，但会出现血性腹水。

制备血清型单克隆抗体时，可将对数生长期的杂交瘤细胞于小鼠背部皮下多点注射，待肿瘤达到一定大小后（10～20 d）即可采血，血清中单克隆抗体的含量可达 1～10 mg/mL。

9. 单克隆抗体的纯化　目前最有效的单克隆抗体纯化方法为亲和纯化法，多用葡萄球菌 A 蛋白或抗小鼠球蛋白抗体与载体（最常用的是 Sepharose）交联。利用亲和层析柱将抗体结合后洗脱，回收率可达 90% 以上。蛋白可与 IgG1、IgG2a、IgG2b 和 IgG3 结合，同时还结合少量的 IgM。洗脱液中的抗体浓度可用紫外吸收法粗测。小鼠 IgG 单克隆抗体溶液在 200 nm 处的吸光度（OD_{200}）为 1.44 时相当于 1 mg/mL。经低 pH 洗脱后，在收集管内预置中和液或速加中和液对保持纯化抗体的活性至关重要。

▨ 实验结果

1. 细胞融合实验完成后，在显微镜下观察培养孔中融合和（或）未融合的细胞。

2. 进行阳性杂交瘤细胞初步筛选时，在显微镜下观察有无单一簇紧密生长的细胞或几簇细胞融合生长的杂交瘤。

3. 小鼠免疫血清效价的检测结果。

4. 经反复克隆化筛选能稳定增殖和分泌特异性单克隆抗体的杂交瘤细胞克隆的结果。

注意事项

1. 弗氏完全佐剂（CFA）是一种强效炎症介质，对皮下组织与眼组织作用强烈，也能造成深层脱皮或失明。因此，在处理弗氏完全佐剂时必须戴手套和护目镜。

2. 在细胞培养过程中，注意无菌操作，以防止污染发生。应确保超净工作台、CO_2 培养箱以及各种用具的清洁。所有用具均应高压灭菌后使用。

3. 在制备单克隆抗体的过程中，如在杂交瘤细胞筛选、克隆化和扩大培养过程中，加入饲养细胞是十分必要的。小鼠腹腔巨噬细胞是较为常见的饲养细胞。

4. 克隆化应早期进行，以避免无关细胞克隆过度生长。有些克隆在低细胞密度时生长较差，此时加适量的饲养细胞、使用高质量的胎牛血清可能有帮助。在克隆化过程中，应保留所有可能有意义的细胞，以便做进一步的克隆化和检查，避免杂交瘤细胞的丢失。

5. 细胞在传代过程中，部分细胞可能有返祖现象，应定期用 8-氮鸟嘌呤进行处理，使生存的细胞对 HAT 呈均一敏感性。

6. 筛选出的阳性杂交瘤细胞株应及时保存，备用。

课后思考

1. 单克隆抗体与多克隆抗体相比有哪些优缺点？

2. 简述单克隆抗体制备的基本过程。

3. 请列举出单克隆抗体的临床应用。

4. 纯化单克隆抗体可选用哪些方法？

实验 3

基因工程抗体的制备

实验目的

1. 以单链抗体的制备为例，掌握基因工程抗体制备技术的相关要领及实验方法。
2. 掌握基因工程抗体的分离、纯化、鉴定和保存方法。
3. 了解基因工程抗体制备技术的发展及应用。

课前预习

20 世纪 70 年代建立的单克隆抗体技术，极大地推动了现代免疫学、临床医学的飞速发展。然而单克隆抗体也存在一些缺陷，如完整抗体分子大，大部分抗体是鼠源性抗体，应用于人体时会引起人抗鼠抗体（human anti-mouse antibody，HAMA）反应，甚至危及生命等，因而在临床治疗上的应用受到了极大的限制。

20 世纪 80 年代，应用 DNA 重组及蛋白工程技术对编码抗体基因按不同需要进行改造和装配，经导入适当的受体细胞后重新表达的基因工程抗体诞生。基因工程抗体具有如下优点：①通过基因工程技术的改造，人体对抗体的排斥反应可有效降低甚至消除；②基因工程抗体的分子质量较小，可在一定程度上降低抗体的鼠源性，更有利于其穿透血管壁，进入病灶的核心部位；③可以根据治疗的不同需求，制备新型抗体；④可采用原核细胞、真核细胞和植物等多种表达形式，大量表达抗体分子，大大降低生产成本。

基因工程抗体主要包括两部分：①对现有的单克隆抗体进行一些改造修饰，包括单克隆抗体的人源化（嵌合抗体和人源化抗体等）、小分子抗体（包括 Fab、scFv、dsFv、diabody 和 minibody 等）以及抗体融合蛋白的制备；②通过抗体库的构建，使得抗体不需抗原免疫即可筛选并克隆新的单克隆抗体。

近年来，人源化抗体已被广泛应用于临床治疗、诊断和科研中。利用噬菌体抗体库技术和转基因鼠获得人源化抗体已成为主要的方式。噬菌体抗体库技术是将噬菌体展示技术应用于抗体库技术的重大进展。该技术绕过了杂交瘤这一技术难关，模拟抗体多样性的机制，把人淋巴细胞谱中的重链可变区和轻链可变区基因片段通过 RT-PCR 技术进行扩容和扩增，并随机组合到表达载体上，构建出大容量的人源性抗体库。

实验原理

以人源化抗体的制备为例。从脾细胞或外周血淋巴细胞中提取基因组 DNA 或 RNA，设计核酸引物，用 PCR 技术扩增出整套的抗体基因片段，如 *Fab* 或 *scFv*；通过随机重组，将 *scFv* 插入噬菌体或噬菌粒表达载体中，与噬菌体外壳蛋白基因 *PⅢ* 或 *PⅧ* 连接，转染到大肠杆菌中，使外源 DNA 片段对应的表达产物融合在噬菌体外壳蛋白中形成融合蛋白，使抗体片段表达展示于噬菌体表面，以利于配体的识别和结合，而插入的 DNA 片段对噬菌体的生物学特性无大的影响，形成含有全套抗体谱的噬菌体抗体库。

噬菌体抗体库与天然蛋白质具有相同的抗原表位、空间构象及酶的催化能力等生物学活性。利用抗原抗体特异性结合进行筛选、富集，并扩增所需克隆。

建立的展示文库可通过淘选将所需要的重组基因分离出来，即将靶分子固定在一个固相载体上，加入文库进行孵育，然后洗去非特异性结合的大部分噬菌体颗粒。那些较稀少的可与固定配体特异性结合的噬菌体留在固相载体上；再通过特定条件洗脱并感染新鲜大肠杆菌得到扩增。繁殖的噬菌体颗粒可在下一轮淘选中被再次选择和扩增。通过"吸附—洗涤—洗脱—扩增"4 步的反复过程，3～5 轮即可将含有特异外源蛋白的噬菌体从表达有大量非相关蛋白的噬菌体抗体库中筛选出来，并使该特异的噬菌体得到1 000～100 000倍的富集。

实验材料、用具、仪器与试剂

1. 实验材料　乙肝病毒感染者的淋巴细胞、XL1-Blue 大肠杆菌、辅助病毒 R408。

2. 实验用具　离心管（1.5 mL、2 mL、50 mL）、吸头、移液器、培养皿、乳胶手套、PCR 仪专用 96 孔细胞培养板、PCR 8 连排管、纳米磁珠、酒精灯等。

3. 实验仪器　生物安全柜、台式高速冷冻离心机、超净工作台、PCR 仪、稳压稳流电泳仪、凝胶成像系统、微波炉、电子精密天平、涡旋振荡仪、生化培养箱、冰箱、酶标仪、蛋白纯化仪等。

4. 实验试剂

(1) PBS 缓冲液　NaCl 8 g、KCl 0.2 g、Na_2HPO_4 1.44 g、KH_2PO_4 0.24 g，在 800 mL 蒸馏水中溶解后，用 HCl 溶液调节 pH 至 7.2～7.4，加水定容至 1 L。

(2) MACS 缓冲液　胎牛血清（fetal bovine serum，FBS）5 mL、乙二胺四乙酸二钠（EDTA-2Na）0.74 g，用 PBS 缓冲液（pH 7.2）定容至 1 L。

(3) 台盼蓝染色液　称取台盼蓝 4 g 于研钵中，加少量三蒸水后反复研磨，补加三蒸水至 100 mL，1 500 r/min 离心 10 min。取上清液储存（此即 4% 水溶液）。临用前用 1.8% NaCl 溶液稀释成 2% 的台盼蓝染色液。经台盼蓝染色的死细胞呈蓝色，活细胞不着色。

(4) LB（Luria-Bertani）**培养液**　酵母抽提物 5 g、蛋白胨 10 g、NaCl 10 g、蒸馏水 900 mL，用 1 mol/L NaOH 调节 pH 至 7.0，补水至 1 L。121 ℃高压蒸汽灭菌 20 min。

(5) SB（super broth）**培养液**　在 LB 培养液的基础上加山梨醇（终浓度为 1 mol/L）和甜菜碱（终浓度为 2.5 mmol/L），溶解后，于 121 ℃高压蒸汽灭菌 20 min。

（6）**SOC 培养液**　酵母抽提物 5 g、蛋白胨 20 g、NaCl 0.5 g、250 mmol/L KCl 10 mL、蒸馏水 900 mL，用 1 mol/L NaoH 调节 pH 至 7.0，补水至 1 L。121 ℃高压蒸汽灭菌 20 min；冷至 60℃以下，加入过滤除菌的 1 mol/L 葡萄糖溶液 20 mL。溶液在使用前加入 5 mL 灭菌的 2 mol/L $MgCl_2$。SOC 培养液比 LB 培养液营养更丰富，用于电转化后的感受态细胞的复苏。

（7）**50 mmol/L 碳酸盐包被缓冲液**　Na_2CO_3 1.59 g、$NaHCO_3$ 2.93 g，用双蒸水溶解并定容至 1 L，pH 9.6。

（8）**洗脱液**　0.1 mol/L HCl 溶液，以甘氨酸调 pH 至 2.2，加入牛血清白蛋白使其终浓度为 0.1%。

（9）**其他试剂**　二硫苏糖醇（DTT）、RNA 酶抑制剂、氨苄西林、四环素、聚乙二醇（PEG）-8000、Tween-20、甘氨酸、Tris、牛血清白蛋白（BSA）、HRP-羊抗 M13、碱性磷酸酶（AP）、羊抗人 IgG Fab、邻苯二胺、4-甲基磷酸伞形酮等。

实验方法

1. 分泌抗体特异性 B 淋巴细胞的纳米磁珠分选　复苏乙肝病毒感染者的淋巴细胞并计数。将计数后的细胞以 1 200 r/min 离心 10 min，弃去细胞上清液，加入 80 μL MACS 缓冲液重悬，使细胞浓度为 1×10^7 个/mL。

取 20 μL 纳米磁珠（1×10^7 个）与抗原偶联，使抗原终浓度为 0.2～1 mg/mL，置于 4 ℃冰箱反应 15 min。

将偶联好的抗原-磁珠复合物与复苏细胞混合孵育 1 h。利用磁场吸附纳米磁珠去掉未结合的细胞，充分清洗后得到特异性结合的抗体分泌细胞。将细胞-抗原-磁珠复合物计数。其具体操作方法是：将盖玻片擦拭干净后，盖在洁净的计数板上。吸取 10 μL 分选后的 B 淋巴细胞悬液至 1.5 mL 离心管中，再加入 10 μL 台盼蓝染色液，充分混合后，吸取 10 μL 滴加在盖玻片边缘，使悬液充满整个盖玻片和计数板之间，室温静置 3 min。注意盖玻片下不能有气泡，也不能让悬液流入旁边槽中。

在显微镜下观察，计算计数板上四大格的细胞总数，压线细胞只计数左侧和上方的细胞。每毫升中的细胞数＝（四大格细胞总数/4）$\times2\times10^4$，然后乘以体积，得到细胞总数。

将分选后的 B 淋巴细胞进行细胞计数，再将细胞悬液以 1 000 r/min 离心 5 min。取离心沉淀，加入预冷的含有 10 mmol/L 二硫苏糖醇（DTT）的 0.5×PBS 缓冲液以及 8 U RNA 酶抑制剂重悬。分别按每孔 100 个、50 个、25 个和 12.5 个细胞进行倍比稀释，每孔 4 μL，均匀铺到 PCR 专用 96 孔细胞培养板中，并立即于－80 ℃冻存。

2. Fd 段基因及 κ 链基因的逆转录-PCR 法克隆

（1）**引物设计**　用核苷酸随机引物、poly（T）或者是设计好的 PCR 下游引物通过逆转录形成 cDNA 第一链。

重链 Fd 段 5′端引物为 5′-SAGGTGCAGCTCGAGSAGTCTGGG，3′端引物为 5′-GCATGT ACTAGT TTTGTCACAAGATTTGGG，分别含有内切酶 Xho I 和 Spe I 的识别序列（下划线部位）。κ 链 5′端引物为 5′-GAMATYGAGCTCACSCAGTCTCCA，3′端引物为

5′-GCGCCGTCTAGAACTAACACTCTCCCCTGTTGAAGCTCTTTGTGACGGGCAAG,

分别含有内切酶 *Sac* Ⅰ和 *Xba* Ⅰ的识别序列（下划线部位）。其中 S＝C 或 G，M＝A 或 C，Y＝C 或 T。

κ 链 3′端引物设计得较长，由于 κ 链稳定区的 3′端第 35 位处有一个 *Sac* Ⅰ的酶切位点，会干扰 κ 链的重组，因而用该引物造成此处的 G→A 点突变（下划线部位），以除去 *Sac* Ⅰ的酶切位点。

（2）Fd 段基因及 κ 链基因的克隆 将冻存的 B 淋巴细胞进行逆转录反应。采用 PrimeScript 1st Strand cDNA Synthesis Kit 试剂盒，分别扩增抗体重链可变区 V_H 以及轻链基因可变区 $V_κ$ 或 $V_λ$。以单链 cDNA 为模板，PCR 扩增 HBsAg 的 Fd 段和 κ 链的基因。将 PCR 扩增的 Fd 段和 κ 链 DNA 经琼脂糖凝胶电泳分离和纯化。

3. 大肠杆菌的电穿孔转化 将 2.5 mL 培养过夜的 XL1-Blue 大肠杆菌菌液接种在 500 mL 含 10 μg/mL 四环素的 SB 培养液中，37 ℃培养至 OD_{600} 为 0.7～0.8，冰浴 15 min，4 ℃、5 000 r/min 离心 15 min。弃上清液，用 250 mL 预冷的 10％甘油将细菌洗涤两次后，悬浮于 2 mL 10％甘油中，分装后于－70 ℃冻存。电穿孔时将细胞取出融化，按产品说明书进行电穿孔。

4. 噬菌体抗体库的构建 将 PCR 扩增的 κ 链经 *Sac* Ⅰ和 *Xba* Ⅰ消化，琼脂糖凝胶电泳分离并纯化。pComb3 载体也经 *Sac* Ⅰ和 *Xba* Ⅰ消化，琼脂糖凝胶电泳分离并纯化。将消化后的 κ 链片段和载体片段进行连接，电穿孔转化 XL1-Blue 大肠杆菌细胞，扩增转化后的细菌，提取质粒得到轻链载体 DNA。

轻链载体 DNA 再经 *Xho* Ⅰ和 *Spe* Ⅰ消化，与 *Xho* Ⅰ和 *Spe* Ⅰ消化后的 Fd 片段连接，电穿孔转化 XL1-Blue 大肠杆菌细胞。转化后的细菌加 3 mL SOC 培养液，30℃培养 1 h 后，加入含 50 μg/mL 氨苄西林和 10 μg/mL 四环素的 SB 培养液 100 mL，37 ℃振荡培养 2 h。

加入约 10^{12} 空斑形成单位（PFU）的辅助病毒 R408，继续培养过夜后，5 000 r/min 离心 15 min。收集上清液，分别加入 PEG-8 000 和 NaCl 至终浓度为 4％和 3％。冰浴 30 min 后，于 4 ℃下 9 000 r/min 离心 15 min。弃上清液，以 2 mL 含 1％ BSA 的 PBS 缓冲液溶解沉淀，再以 12 000 r/min 离心 5 min。弃去不溶解物，收集上清液即为噬菌体抗体库。

5. 噬菌体抗体库滴度的测定 将 1～10 μL 经适当稀释的噬菌体抗体库加到 100 μL OD_{600}＝1 的 XL1-Blue 大肠杆菌菌液中（4 ℃可保存 7 d），室温放置 15 min，涂布至含氨苄西林的平板中，37 ℃培养过夜，数菌落，计算集落形成单位（CFU）。

6. 噬菌体抗体库的筛选 将人源性 HBsAg 用 50 mmol/L 碳酸盐包被缓冲液稀释至 300 μg/mL，以每孔 50 μL 包被 ELISA 板，吸去包被缓冲液；再以 3％ BSA 加满小孔，37 ℃下封闭 1 h。

吸去封闭液，加入 50 μL 噬菌体抗体库（约 10^{11} CFU），37 ℃培育 2 h。吸去噬菌体抗体液，以含 0.05％ Tween-20 的 PBS 缓冲液洗 1 次（第 2 轮洗 5 次，第 3 轮洗 10 次），蒸馏水洗 1 次。加入 50 μL 洗脱液，室温静置 10 min。

将洗脱液稍加吹打后吸出，立即加入 3 μL 2 mol/L Tris 溶液中和。加入 2 mL XL1-Blue 大肠杆菌菌液，室温静置 15 min 进行感染。加入 10 mL 含 20 μg/mL 氨苄西林和 10 μg/mL 四环素的 SB 培养液。取 1 μL 及 10 μL 涂布平板，计菌落数。其余细菌于 37 ℃培养 1 h 后加入 100 mL 含 50 μg/mL 氨苄西林和 10 μg/mL 四环素的 SB 培养液中，再于 37℃下培养 1 h。

加入约 10^{12} PFU 的辅助病毒 R408，于 37 ℃ 振荡培养过夜。5 000 r/min 离心 15 min，收集上清液，加入 PEG-8 000 到 4%、NaCl 到 3%，冰浴 30 min 后，于 4 ℃ 下 9 000 r/min 离心 20 min。弃上清液，以 2 mL 含 1% BSA 的 PBS 缓冲液溶解沉淀，再以 12 000 r/min 离心 5 min。弃去沉淀，收集上清液。所得的次级噬菌体抗体库可再进行下一轮的筛选。

7. 噬菌体抗体的制备　挑取含有噬菌体抗体表达载体的 XL1-Blue 大肠杆菌菌落，接种于 2 mL 含 50 μg/mL 氨苄西林和 10 μg/mL 四环素的 LB 培养液中，于 37 ℃ 振荡培养过夜。取 100 μL 加到 2 mL 含 50 μg/mL 氨苄西林和 10 μg/mL 四环素的 SB 培养液中，于 37 ℃ 振荡培养 2 h。加入 30 μL 辅助病毒 R408，于 37 ℃ 振荡培养过夜。次日离心收集上清液，即为噬菌体抗体，4 ℃ 保存。

8. 噬菌体抗体的鉴定　采用 ELISA 法对噬菌体抗体进行鉴定。用人源性或重组 HBsAg 包被 ELISA 板，以 1% BSA 溶液封闭非特异结合部位，将待检噬菌体抗体与等量 1% BSA 溶液混合，室温孵育 15 min 后加样。以 HRP-羊抗 M13 或碱性磷酸酶（AP）-羊抗人 IgG Fab 进行结合反应，以底物邻苯二胺或 4-甲基磷酸伞形酮显色。

📝 实验结果

1. 经逆转录合成单链 cDNA，以其为模板，PCR 扩增 Fd 段和 κ 链的基因，PCR 产物经 1% 琼脂糖凝胶电泳检测的结果。

2. 将 PCR 扩增的 κ 链及 pCOMB3 载体分别经 Sac Ⅰ 和 Xba Ⅰ 消化，琼脂糖凝胶电泳分离后的结果。

3. 试计算噬菌体抗体库的库容。挑取 10 个菌落，进行 PCR 扩增 Fd 段基因，鉴定重组率。

4. 以固相化的人源性 HBsAg 作为抗原，对噬菌体抗体库进行 3 轮"吸附—洗涤—洗脱—扩增"的筛选，测定经 3 轮洗脱下来的噬菌体的滴度，分析其变化趋势。

✍ 注意事项

1. 由于标本中可能含有病原体，如乙肝病毒等，因此所有操作及潜伏病原体的培养过程必须符合相关安全操作规程，如在超净工作台内操作，并采取相应的安全防护措施，包括手套、生物安全罩衣和口罩等。

2. 必须采取适当措施保护破损皮肤，创口不得直接接触标本或暴露在外，避免泼溅黏液。

3. PCR 过程中各温度应严格控制，尤其是变性温度。例如，当变性温度高于 97 ℃时，*Taq* 酶活性下降较多；当变性温度低于 90 ℃时，模板 DNA 变性不完全，DNA 双链会很快复性，产量减少。

4. 转化菌培养时间不宜过长，以免菌落过多而重叠，妨碍计数和单菌落的挑选。

5. 筛选效率与洗脱时的解离动力学、抗体的亲和力和噬菌体的滴度有关。低亲和力抗体解离速率快，洗脱时间稍短，且宜用多价、高浓度的固相抗原；高亲和力抗体解离速率慢，洗脱时间长，宜用低浓度包被的固相抗原；噬菌体抗体库中噬菌体粒子滴度越高，筛选目标噬菌体抗体的概率就越高；如果抗体库中每个具有结合特性的噬菌体数量少于 100 个，就很难在第 1 次筛选中得到目标噬菌体。

✍ 课后思考

1. 进行噬菌体抗体库筛选时，进行了 3 轮"吸附—洗涤—洗脱—扩增"的筛选。记录 3 轮洗脱下来的噬菌体的滴度，其变化趋势说明了什么问题？

2. 如果实验中的转化率偏低，应从哪些方面去分析原因？请你设计实验方案以找出原因。

3. 请简单阐述噬菌体展示技术的原理，并展望基因工程抗体的应用领域（至少 3 个方面）。

实验 4

IgG 的分离与纯化

实验目的

1. 了解常用抗体纯化的基本原理。
2. 掌握蛋白 A 法和固定化抗原法亲和纯化特定 IgG 的方法。

课前预习

抗体是由抗原物质免疫机体后产生的、能与该抗原发生特异结合的免疫球蛋白。抗体一般由重链和轻链组成，每条链由结合抗原的 V 区（可变区）和发挥免疫学效应的 C 区（恒定区）组成。根据重链 C 区的不同，哺乳动物的抗体可以分为 IgA、IgG、IgM、IgD 和 IgE 五大类。作为研究工具和治疗用途的抗体大多是 IgG 类。

抗体本质上也是蛋白质，因此可按照蛋白分离与纯化的一般原理和方法进行分离与纯化，如硫酸铵分级沉淀、凝胶过滤和 DEAE 离子交换层析等。除了这些常规的蛋白质纯化技术之外，亲和层析技术具有专一、高效的优点，尤其适合抗体类蛋白的纯化。

抗体一般都是通过抗原免疫动物后获得多克隆抗血清，然后通过杂交瘤技术获得单克隆抗体，因此可以利用固定化抗原技术亲和纯化与抗原特异性结合的抗体，包括多克隆抗体和单克隆抗体。

除了采用固定化抗原法亲和纯化外，利用细菌的蛋白 A、蛋白 G 和蛋白 L 亲和纯化 IgG 也是一种非常经典和高效的纯化 IgG 的方法。来自细菌的蛋白 A、蛋白 G 可以和某些抗体的 Fc 段高亲和力的特异性结合；来自细菌的蛋白 L 可以和 κ 链结合。

需要注意的是，蛋白 A、蛋白 G 与不同物种的 IgG 或者同一物种的不同 IgG 亚型的亲和力不同。例如，蛋白 A 与小鼠的 IgG1 几乎不结合，与 IgG2a、IgG2b、IgG3 的结合力都很强，与兔的所有 IgG 的结合力都很强，因此在选择蛋白 A 或蛋白 G 的时候，一定要通过查阅资料，明确蛋白 A 或蛋白 G 是否能与特定的 IgG 亚型发生结合。蛋白 A、蛋白 G、蛋白 L 与不同物种 IgG 的结合特异性见表 4-1。

表 4-1　蛋白 A、蛋白 G、蛋白 L 与不同物种 IgG 的结合特异性

物种	抗体种类	蛋白 A	蛋白 G	蛋白 L
人	IgG1	++++	++++	++++
	IgG2	++++	++++	++++

（续）

物种	抗体种类	蛋白 A	蛋白 G	蛋白 L
	IgG3	−	+++	+++
	IgG4	++++	++++	++++
	IgA1	+		+++
	IgA2	+		+++
	IgD	−		+++
人	IgE	++		+++
	IgM	+	−	+++
	Fab	+	+	+++
	scFv	+		+++
	IgG1	+	++++	+++
	IgG2a	++++	++++	+++
小鼠	IgG2b	+++	+++	+++
	IgG3	++	+++	+++
	IgM	−	−	+++
兔	IgG	+++	+++	−
山羊	IgG1	+	+++	?
	IgG2	+++	+++	?
小牛	IgG1	+	+++	?
	IgG2	++	+++	?

注："+"数量的多少表示结合的相对强度的高低；"−"表示结合弱或不结合；"?"表示结合情况还不明确。

除了可用天然的蛋白 A 纯化 IgG 之外，近年来出现了许多基因工程改造的蛋白 A，如 MabSelect Sure。基因工程蛋白 A 可解决天然蛋白 A 的一些缺点，使得 IgG 的载量更高，可耐受更宽范围的酸碱处理和蛋白酶的降解，减少在纯化过程中蛋白酶对蛋白 A 的作用，使洗脱收集液中蛋白 A 的脱落更少。

I. 蛋白 A 法纯化 IgG

📝 实验原理

葡萄球菌蛋白 A（staphylococal protein A，SPA）是一种从金黄色葡萄球菌细胞壁分离的蛋白质，能特异性地与人或哺乳动物 IgG 的 Fc 区域结合。蛋白 A 十分稳定，用 4 mol/L 尿素、6 mol/L 盐酸胍处理，在 pH 2.5 的酸性条件下以及加热煮沸均不影响其活性。

📝 实验材料、用具、仪器与试剂

1. 实验材料　待纯化的多抗血清、单克隆腹水、表达重组抗体的细胞培养外液等。

2. 实验用具 蛋白 A 预装柱（1 mL 或 5 mL）。

3. 实验仪器 高效液相色谱仪。

4. 实验试剂

(1) 磷酸盐缓冲液（PBS） NaCl 8 g、KCl 0.2 g、Na_2HPO_4 1.44 g、KH_2PO_4 0.24 g，在 800 mL 蒸馏水中溶解后，用 HCl 溶液调节 pH 至 7.2～7.4，加水定容至 1 L。

(2) 洗脱缓冲液（pH 2.0） 吸取磷酸 16.6 mL，加去离子水定容至 1 L，摇匀，为甲液；称取 Na_2HPO_4 71.63 g，加去离子水定容至 1 L，为乙液。分别取上述甲液 72.5 mL 与乙液 27.5 mL，混合，摇匀，即得洗脱缓冲液。

(3) Tris-HCl 缓冲液（pH 8.0） Tris 2.422 g，溶于 800 mL 去离子水中，用浓盐酸调节 pH 至 8.0，以去离子水定容至 1 L。高压灭菌后，室温保存备用。

(4) 其他试剂 磷酸、Na_2HPO_4、NaOH、Tris、无水乙醇、甘油、20％乙醇、叠氮钠、去离子水等。

📝 实验方法

1. 蛋白 A 预装柱的预处理 选用市售的蛋白 A 预装柱亲和纯化抗体。一般的蛋白 A 预装柱载量每毫升大约为 20 mg IgG，可根据样品量的多少选择 1 mL 或者 5 mL 的预装柱。一般市售的蛋白 A 预装柱保存在 20％的乙醇缓冲液中。将预装柱与高效液相色谱仪相连，用 50 mL 左右的 PBS 缓冲液洗涤预装柱，流速一般为 1.0 mL/min。

2. IgG 的纯化

(1) 上样 将预处理的多抗或单抗血清或腹水，用 PBS 缓冲液适当稀释一下，然后通过上样泵进样。

(2) 洗涤 上样完毕后，用 PBS 缓冲液流动相洗去和预装柱非特异性结合的杂质蛋白，流速 1 mL/min。

(3) 洗脱 用 pH 2.0 的洗脱缓冲液洗脱与预装柱蛋白 A 特异结合的抗体，流速 1 mL/min，收集洗脱下来的蛋白组分，并立即用 pH 8.0 的 Tris-HCl 缓冲液将 pH 中和至 7.4。

(4) 纯化抗体的后处理 洗脱下来的抗体可用脱盐柱将溶剂组分置换为 PBS 缓冲液，然后加入甘油使终浓度为 50％，分装后于 −80℃ 保存。

3. 预装柱的再生 蛋白 A 预装柱可反复多次使用。使用后的预装柱可用 PBS 缓冲液冲洗干净，然后用 20％乙醇或含有 0.02％叠氮钠的 PBS 缓冲液保存，以备下次使用。

📝 实验结果

利用蛋白 A 法从兔或小鼠外周血中亲和纯化 IgG，并计算血清中抗体的浓度。

📝 注意事项

1. 蛋白 A 预装柱用完之后一定要再生，并保存在 20% 乙醇溶液中。
2. 蛋白 A 预装柱宜置于 4 ℃下保存。

📝 课后思考

如何利用 HPLC 和蛋白 A 法从表达某种抗体药物的细胞培养基中纯化目的蛋白？

Ⅱ. 固定化抗原法纯化 IgG

📝 实验原理

利用固定化抗原技术亲和纯化与抗原特异性结合的抗体，包括多克隆抗体和单克隆抗体。固定介质可选用经典的活化琼脂糖颗粒，活化方法有环氧基团（epoxy）、马来酰亚胺和 N-羟基琥珀酰亚胺酯（NHS）。例如，采用 NHS 活化的琼脂糖凝胶颗粒固定化抗原，亲和纯化特定 IgG。蛋白质与 NHS-活化琼脂糖的偶联是共价，抗原分子中的—NH_2 基团与 NHS-活化琼脂糖的间隔臂共价偶联。

📝 实验材料、用具、仪器与试剂

1. 实验材料　抗原蛋白，5～15 mg。待纯化的多抗血清、单克隆腹水、表达重组抗体的细胞培养外液等。

2. 实验用具　15 mL 离心管等。

3. 实验仪器　离心机、立式圆筒形混合器或者混匀仪、分光光度计或微量核酸蛋白检测仪、高效液相色谱仪等。

4. 实验试剂

（1）PBS 缓冲液　NaCl 8 g、KCl 0.2 g、Na_2HPO_4 1.44 g、KH_2PO_4 0.24 g，用 800 mL 蒸馏水溶解后，用 HCl 溶液调节 pH 至 7.2～7.4，加水定容至 1 L。

（2）偶联终止缓冲液　乙醇胺 15.27 g，在 200 mL 蒸馏水中溶解后，用盐酸溶液调节 pH 至 7.4，加水定容至 250 mL。

（3）琼脂糖储存缓冲液　三水醋酸钠 674 mg，溶解在 150 mL 蒸馏水中，用乙酸将 pH 调节至 6.5，再加入 51 mL 无水乙醇，加水定容至 250 mL。

（4）洗脱缓冲液（pH 2.0）　吸取磷酸 16.6 mL，加去离子水定容至 1 L，摇匀，为甲液；称取 Na_2HPO_4 71.63 g，加去离子水定容至 1 L，为乙液。分别取上述甲液 72.5 mL 与乙液 27.5 mL，混合，摇匀，即得洗脱缓冲液。

(5) Tris-HCl 缓冲液（pH 8.0）Tris 2.422 g，溶于 800 mL 去离子水中，用浓盐酸调节 pH 至 8.0，以去离子水定容至 1 L。高温高压灭菌后，室温保存备用。

(6) 其他试剂 NaOH、乙酸、无水乙醇、三水醋酸钠（$CH_3COONa \cdot 3H_2O$）、乙醇胺、盐酸、NHS-活化琼脂糖、甘油等。

实验方法

1. 琼脂糖凝胶颗粒的 NHS 活化 提供 1 mL 的琼脂糖柱床体积，相对应的 50% 的 NHS-活化琼脂糖悬液的总量是 2 mL。这个用量可以在 100 μL 到几百毫升的范围内根据需要等比放大或缩小。

将 2 mL 的 NHS-活化琼脂糖悬液（相当于 1 mL 的柱床体积）加入 15 mL 的离心管中。偶联反应的缓冲液用量可线性缩放。500g 离心 5 min 沉淀琼脂糖，移除上清。用 2 mL 的 PBS 缓冲液洗琼脂糖，再将琼脂糖沉淀并移除上清。一旦加入了 PBS 缓冲液，要尽快操作，避免 NHS 基团水解。

2. 抗原的偶联 准备 2.5 mL 含有蛋白质的 PBS 缓冲液，但准确的蛋白质总量需要不断探索优化，5~15 mg 的起始蛋白量是不错的选择。当首次偶联特定的蛋白质时，尝试3~5 种不同的蛋白质浓度以确保在反应中提供足够的蛋白质，且不会浪费任何蛋白质。将蛋白液和琼脂糖涡旋混匀。

根据蛋白质的热稳定性，选择在颠倒混匀摇床上 20 ℃ 孵育 2 h，或者 4 ℃ 孵育过夜。

500g 离心 5 min 沉淀琼脂糖，转移上清液，并用分光光度计分析上清液，记录 280 nm 的吸光度（OD_{280}）以检测偶联效果。监测 280 nm 处的吸光度可得知蛋白质的偶联效率（通过比较初始蛋白与偶联混合物中上清的 OD_{280}，可得知偶联的百分率）。同时，它还可帮助确定有效偶联所需的最佳蛋白量。

添加 5 mL 的 PBS 缓冲液到琼脂糖沉淀中，涡旋混匀，500g 离心 5 min 沉淀琼脂糖，移除上清。重复操作 1 次。每次用 5 mL 双蒸水洗琼脂糖，共重复 4 次。加 5 mL 的偶联终止缓冲液，室温孵育 1 h 或者 在 4 ℃ 下孵育 4 h。淬灭步骤确保琼脂糖基质上没有游离的 NHS 基团的存在。游离的 NHS 可能会影响后续实验的测定分析。

每次用 5 mL 的 PBS 缓冲液洗琼脂糖，共洗 4 次，最后用 5 mL 的双蒸水洗，洗 2 次。用 2 mL 的琼脂糖储存缓冲液重悬偶联琼脂糖，得到 50% 的悬浮液，4 ℃ 保存。

3. 固定化抗原纯化抗体

(1) 样品预处理 在纯化之前，一般需要对腹水或者血液进行预处理，除去细胞及其残渣、小颗粒物质，以及脂肪滴等。可以简单地用低温高速离心机 10 000g 离心 15 min 以除去细胞残渣及小颗粒物质。

(2) 装柱 将 2 mL 的偶联琼脂糖悬液装入层析柱中，将层析柱与高效液相色谱仪相连。

(3) 洗柱 用 PBS 缓冲液作为流动相冲洗层析柱，流速为 1 mL/min，直到 280 nm 的紫外吸收曲线达到平直的基线。

(4) 上样 将预处理的多抗或单抗血清，或者腹水，用 PBS 缓冲液适当稀释一下，然后通过上样泵进样。

(5) 洗涤 上样完毕后，用 PBS 缓冲液洗去与层析柱非特异性结合的杂质蛋白，流速 1 mL/min。

(6) 洗脱 用 pH 2.0 的洗脱缓冲液洗脱与抗原特异结合的抗体，流速 1 mL/min，收集洗脱下来的蛋白组分，并立即用 pH 8.0 的 Tris-HCl 缓冲液将各蛋白组分的 pH 调至 7.4。

(7) 纯化抗体的后处理 洗脱下来的抗体可用脱盐柱将溶剂组分置换为 PBS 缓冲液，然后加入甘油使终浓度为 50%，分装后保存于 −80 ℃。

注意事项

1. 利用 NHS 偶联抗原时，缓冲液一定不能用含有—NH_2 的成分，如 Tris。

2. 层析柱用完之后一定要再生，并保存在 20% 乙醇溶液中，放置于 4℃，以抑制微生物滋生。

课后思考

1. 简述蛋白 A、蛋白 G 和蛋白 L 的结构、性质，以及它们与抗体结合的部位与结合特点。

2. 思考一下除了 NHS 之外，蛋白偶联的其他方法，如—SH 偶联、蛋白的糖基化基团的偶联等。

实验 5

凝 集 反 应

课前预习

抗原、抗体的检测技术是建立在抗原与抗体特异性结合的基础上的。抗原与抗体的反应称为血清学反应。

通常将利用抗原、抗体及免疫分子自身的特性而进行抗原、抗体或免疫分子的检测技术称为经典免疫学检测技术，主要包括沉淀反应、凝集反应和补体的活性检测技术等。随着科学技术的不断发展，近年来涌现出许多利用辅助手段对抗原和抗体进行检测的技术，如免疫印迹检测技术和酶联免疫吸附试验等，这些称为现代免疫学检测技术。

在适量电解质存在的情况下，颗粒性抗原（如细菌、红细胞等）与其相应的抗体混合一定时间后，发生特异性结合而生成抗原-抗体复合物，当两者比例合适时，便可出现肉眼可见的凝集块，称为凝集反应（agglutination）。参与凝集反应的抗原称为凝集原（agglutinogen），而与之相应的抗体称为凝集素（agglutinin）。

依据反应原理的不同，凝集反应可分为直接凝集反应（direct agglutination）和间接凝集反应（indirect agglutination）等。直接凝集反应是指细菌、红细胞等颗粒性抗原在适量电解质存在的条件下，直接与其相应的抗体发生特异性结合而出现的凝集现象。直接凝集反应常用玻片法和试管法这两种检测方法。

凝集反应的检测方法操作虽较为简单，但因其敏感性较差，故一般仅用于检测颗粒性抗原免疫后有无某种特异性抗体及抗体含量（效价）、血型配型检测以及细菌的快速鉴定方面，以辅助临床诊断疾病或流行病学的研究，如伤寒、副伤寒和恙虫病的诊断及交叉配血试验等。

I. 玻片凝集试验

实验目的

1. 掌握玻片凝集试验鉴定 ABO 血型的原理和操作方法。
2. 了解血型鉴定的结果判定方法。

实验原理

A 型血者的红细胞上仅有 A 抗原，B 型血者的红细胞上仅有 B 抗原，O 型血者的红细胞上既没有 A 抗原也没有 B 抗原，而 AB 型血者的红细胞上既有 A 抗原也有 B 抗原。当将标准抗 A 血清和标准抗 B 血清分别与待检红细胞混合时，标准诊断血清中的抗 A 或抗 B 的抗体就会分别与红细胞上相应的抗原结合，促使红细胞凝集成肉眼可见的凝集块。根据凝集情况即可在短时间内判定受检者的血型。

实验材料、用具与试剂

1. 实验材料　受检血样（红细胞悬液）、标准抗 A 血清、标准抗 B 血清。

2. 实验用具　无菌干棉球、酒精棉球、无菌刺血针、6 孔白瓷板、无菌牙签、1 mL 离心管、微量移液器、记号笔等。

3. 实验试剂　生理盐水。

实验方法

1. 受检抗原(血样)的制备　用洁净镊子取酒精棉球，消毒受检者的无名指指腹。待取血处乙醇自然风干后，取 1 根无菌刺血针刺入消毒部位。

取 1～2 滴血（约黄豆大小）于预先盛有 0.6 mL 无菌生理盐水的离心管中，混匀，使其成为红细胞悬液。取干净的 6 孔白瓷板 1 块（每人用 3 孔，可供 2 人用），将位于一排的 3 孔上方分别标记 A、B 和 CK。在 3 孔中各加入 0.2 mL 稀释好的血样。

2. 加标准诊断血清到受检血样中　在 6 孔白瓷板的前两孔中分别加入 1 滴标准抗 A 血清和标准抗 B 血清，第 3 孔为对照孔，不加任何标准血清，仅有血样。

3. 混匀或水平摇动促进抗原和抗体结合　取两根无菌牙签，分别对 6 孔白瓷板的前两孔的抗原和抗体进行搅动，使其混合，或将 6 孔白瓷板放在水平桌面上，轻轻摇动，促进抗原和抗体结合。注意勿使各孔的液体相混。2～5 min 后观察各孔的凝集情况。

4. 血型判定　根据各孔中的凝集情况（沙粒状或块状），判断受检者的血型。若仅 A 孔中出现凝集块，则表明受检者血型为 A 型；若仅 B 孔中出现凝集块，则受检者血型为 B 型；若 A 孔和 B 孔中均出现凝集块，则受检者血型为 AB 型；若 A 孔和 B 孔中均不出现凝集块，则受检者血型为 O 型。

实验结果

根据玻片凝集试验的结果判定受检者的血型。

注意事项

1. 受检红细胞需用无菌生理盐水进行适当的稀释，但不宜过稀或过浓。
2. 取血时宜采用一次性无菌刺血针头，取血后以干棉球止血，并保持卫生。

课后思考

在人体的红细胞上，有在遗传上相互独立的 15 个血型系统，其中重要的是 ABO 和 Rh 这两个血型系统。为避免输血反应或意外事故，血型鉴定和交叉配血具有重要的意义。有人说："O 型血者是万能供血者，AB 型血者是万能受血者。"这句话对吗？为什么？

Ⅱ. 试管凝集试验

实验目的

1. 掌握试管凝集试验测定颗粒性抗原相对应抗体的效价的方法。
2. 掌握试管凝集试验的结果观察与判定方法。
3. 了解试管凝集试验的特点、用途。

实验原理

将一定量的抗原悬液与一系列经过倍比稀释的受检血清在试管内混合，并保温静置一段时间后，抗原会与其相应的抗体发生凝集反应。通过观察凝集现象的有无，判定受检血清中有无特定抗原相对应的抗体，并以发生明显凝集反应的试管内血清的最高稀释度作为受检血清的效价（titer）。

实验材料、用具、仪器与试剂

1. **实验材料** 受检菌液、受检血清。
2. **实验用具** 刻度吸管、移液器、试管架、小试管、记号笔等。
3. **实验仪器** 水浴锅、冰箱等。
4. **实验试剂** 氯化钡（$BaCl_2$）、硫酸（H_2SO_4）等。

实验方法

1. 抗原的稀释　按表 5-1 配制一系列的麦氏（McFarland）比浊管。用生理盐水将受检菌液抗原稀释至相当于麦氏比浊管第 6 支的浓度，约含菌 10 亿个/mL。

表 5-1　麦氏比浊管的配方

麦氏比浊管系列	1% BaCl$_2$/mL	1% H$_2$SO$_4$/mL
麦 1	0.1	9.9
麦 2	0.2	9.8
麦 3	0.3	9.7
麦 4	0.4	9.6
麦 5	0.5	9.5
麦 6	0.6	9.4
麦 7	0.7	9.3
麦 8	0.8	9.2
麦 9	0.9	9.1
麦 10	1.0	9.0

2. 受检血清的倍比稀释　取 12 支洁净小试管，置于试管架上，用记号笔标记好管号。按图 5-1 所示进行受检血清的稀释。首先，用刻度吸管或移液器吸取生理盐水于各管中，第 1 管加入 0.9 mL 生理盐水，其余各管均加入 0.5 mL 生理盐水。接着，吸取 0.1 mL 受检血清，加入第 1 管中，吹吸 3 次，使受检血清与生理盐水充分混匀。然后，更换吸管或枪头，从第 1 管中吸取 0.5 mL 至第 2 管，吹吸 3 次，混匀。更换吸管或枪头，从第 2 管吸取 0.5 mL 至第 3 管，依次操作直至第 11 管，混匀后从第 11 管中吸取 0.5 mL 弃去。第 12 管内不加血清，作为阴性对照。

至此，每个小试管中均含有 0.5 mL 的血清稀释液或生理盐水，第 1～11 管血清的稀释度依次被稀释至 1∶10、1∶20、1∶40、1∶80、1∶160、1∶320、1∶640、1∶1 280、1∶2 560、1∶5 120 和 1∶10 240。

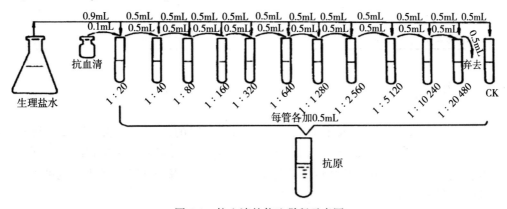

图 5-1　抗血清的倍比稀释示意图

（引自赵斌等，2002）

3. 加抗原到受检血清稀释液中　向上述装有不同稀释度血清的试管中分别加入 0.5 mL 抗原稀释液，混匀。如图 5-1 所示，抗原加入后第 1～11 管血清的稀释度依次分别为 1 : 20、1 : 40、1 : 80、1 : 160、1 : 320、1 : 640、1 : 1 280、1 : 2 560、1 : 5 120、1 : 10 240、1 : 20 480。

4. 水浴保温　将上述试管置于试管架上，于 37 ℃水浴锅中保温 2～4 h，使抗原和抗体充分反应。

5. 结果观察及判定受检血清的效价　仔细观察每支试管内的凝集现象，按表 5-2 判定各管内的凝集反应程度。通常以产生明显凝集（50％凝集）现象的试管内血清的最高稀释倍数作为受检血清的效价。

表 5-2　凝集反应程度的判断依据

凝集反应程度	凝集反应分级	凝集现象
100％	＋＋＋＋	完全凝集，上层变清，轻摇有大片凝集块
75％	＋＋＋	绝大部分凝集，上层轻度混浊，凝集块较小
50％	＋＋	部分凝集，液体半澄清，凝集块小
25％	＋	很少部分凝集，液体混浊
0		液体混浊，与阴性对照管相同或相似

实验结果

依据表 5-3 判断各管的凝集反应等级，将试验结果记录于表 5-3 中，并判定受检血清中抗血清的效价。

表 5-3　试管凝集试验结果记录

项目	管号											
	1	2	3	4	5	6	7	8	9	10	11	12
抗体稀释倍数												
凝集反应等级												
受检抗血清的效价												

注意事项

1. 试管凝集试验的特异性受待检菌不稳定和易自凝的影响，敏感性不高。受检样本（细胞或细菌等）均需用生理盐水适当稀释作为阴性对照，若对照管也出现凝集，则表明受检的颗粒性抗原发生了自凝，其试验结果无效；若电解质浓度和 pH 不适当，也可导致非特异性凝集，出现假阳性。

2. 做试管凝集试验时，需注意对照管中不可加入抗体，抗原和抗体不可在凝集管外相混，抗原（抗体）不可混入生理盐水瓶。

课后思考

1. 何为凝集试验？凝集试验有哪些类型？

2. 直接凝集试验和间接凝集试验有何区别？

3. 凝集反应的原理是什么？凝集反应受哪些因素影响？

实验 6

沉 淀 反 应

课前预习

可溶性抗原（如血清蛋白、细菌外毒素等）与其相应抗体特异性结合，在一定条件下（适量电解质、适宜的温度和 pH），经过一定时间后，在二者比例适当时形成肉眼可见的沉淀现象，称为沉淀反应（precipitation）。参加反应的抗原称为沉淀原（precipitinogen），其相应的抗体称为沉淀素（precipitin）。

沉淀反应应用广泛，种类较多，根据反应中使用介质的不同，可将沉淀反应分为凝胶沉淀反应和液相沉淀反应两种类型。凝胶沉淀反应又可分为单向琼脂扩散试验、双向琼脂扩散试验和火箭免疫电泳试验等。液相沉淀反应可分为环状沉淀试验、絮状沉淀试验和免疫浊度试验等。但沉淀反应敏感性较差，一般主要用于可溶性抗原相对应抗体效价的初步判定，以及血清中免疫球蛋白的检测等方面。

I. 单向琼脂扩散试验

实验目的

1. 以人血清中 IgG 的含量检测为例，掌握单向琼脂扩散试验的原理、方法和结果判定方法。
2. 了解单向琼脂扩散试验的用途。

实验原理

将一定量的抗体与琼脂混匀，倾注到玻璃板上，制成含抗体的琼脂凝胶板，待凝固后，在琼脂板上打孔，孔中加入一定量的抗原。抗原在小孔中可向琼脂凝胶四周自由扩散，与琼脂层中的抗体结合，在二者比例合适处形成抗原-抗体复合物，呈现肉眼可见的白色沉淀环，其直径与抗原的浓度成正比。用已知不同浓度的抗原绘制标准曲线，将受检抗原的沉淀环直径数值代入标准曲线中，可确定受检样本中抗原的含量。

单向琼脂扩散试验是一种定量试验，一般是用已知抗体来检测受检样本中相应抗原的含量，主要用于血清中 IgG、IgM、IgA 和补体等蛋白的定量测定。

实验材料、用具、仪器与试剂

1. 实验材料　受检血清、人 IgG 标准品、羊抗人 IgG 抗体、1.5％琼脂凝胶（用生理盐水配制）。

2. 实验用具　小烧杯、载玻片（7.5 cm×2.5 cm）、打孔器、吸管、微量移液器、湿盒等。

3. 实验仪器　水浴锅、恒温培养箱等。

4. 实验试剂　生理盐水。

实验方法

1. 制备含抗体的琼脂凝胶板　用生理盐水配制 1.5％的琼脂凝胶，置于水浴中煮沸至完全融化，移至 56 ℃水浴锅中保温。

吸取 56 ℃水浴融化好的琼脂 59 mL 于小烧杯内，加入 1 mL 羊抗人 IgG 抗体，混匀（单向琼脂扩散效价为 1∶60）。取融化好的含抗体的琼脂 3 mL，趁热均匀浇注于载玻片上，制成含抗体的琼脂凝胶板，厚度约 1.5 mm。待琼脂凝胶凝固后，用打孔器打孔，孔距 10 mm。

2. 加不同浓度的标准品及受检样品　将人 IgG 标准品用 0.5 mL 蒸馏水溶解后，再用生理盐水将其稀释成 50 μg/mL、100 μg/mL、200 μg/mL、400 μg/mL 和 800 μg/mL 不同浓度的标准品。另将受检血清用生理盐水按 1∶40 稀释。用微量移液器将不同浓度的标准品和稀释后的受检血清分别加入琼脂凝胶板的各孔中，每孔 10 μL。

3. 保温扩散　将加好样的琼脂凝胶板平放于湿盒内，置于 37 ℃恒温培养箱内孵育 24～48 h 后观察结果。

4. 结果判定　取出琼脂凝胶板，精确测量各孔沉淀环的直径。以各孔中人 IgG 标准品的含量为横坐标，以各孔的沉淀环直径为纵坐标绘制标准曲线。再将测得的受检血清 IgG 对应孔的沉淀环直径数值代入标准曲线中，求得 IgG 的含量，乘以样本的稀释倍数（40），即为受检血清中 IgG 的含量。

实验结果

1. 以人 IgG 标准品的含量为横坐标，以不同稀释度 IgG 对应各孔的沉淀环直径为纵坐标绘制标准曲线。

2. 测量受检血清与其相应抗体形成的沉淀环直径，根据标准曲线和稀释倍数推算受检血清中 IgG 的含量。

📝 注意事项

1. 浇注琼脂凝胶板时，要使抗体与琼脂充分混合均匀，一次性铺满，厚薄一致且无气泡。

2. 打孔时需待琼脂完全凝固后进行。为避免琼脂和载玻片之间出现空隙，可将琼脂板在酒精灯上快速通过 1~2 次。

3. 加样时应避免产生气泡或液体外溢。

📝 课后思考

1. 水浴保温时温度宜保持在 50~56 ℃，若超出这个范围可能出现什么后果？

2. 单向琼脂扩散试验在实际中有何应用？

II. 双向琼脂扩散试验

📝 实验目的

1. 以人血清中甲胎蛋白（alpha fetal protein，AFP）的检测为例，掌握双向琼脂扩散试验的原理、方法和结果判定方法。

2. 了解双向琼脂扩散试验的用途。

📝 实验原理

双向琼脂扩散试验是将抗原和抗体分别加到琼脂凝胶板上相对应的孔中，两者各自向四周扩散，在二者比例合适处形成肉眼可见的白色沉淀线。根据沉淀线位置、数量和形状的不同，可对抗原或抗体进行定性分析，常用于抗原和抗体的纯度鉴定、抗体效价的检测以及临床疾病的检测，如甲胎蛋白和乙型肝炎表面抗原的检测等。

实验材料、用具、仪器与试剂

1. 实验材料　受检血清、甲胎蛋白阳性对照血清（含甲胎蛋白）、阴性对照血清（正常人血清）、抗 AFP 诊断血清。

2. 实验用具　试管、小烧杯、载玻片（7.5 cm×2.5 cm）、打孔器、微量移液器、湿盒等。

3. 实验仪器　水浴锅、恒温培养箱等。

4. 实验试剂　生理盐水、1.5%琼脂凝胶（用生理盐水配制）。

实验方法

1. 制备琼脂凝胶板　用生理盐水配制 1.5% 的琼脂凝胶于试管中。将装有琼脂凝胶的试管置于水浴锅中煮沸至琼脂凝胶完全融化。吸取 4 mL 左右的琼脂凝胶，趁热浇注在洁净的载玻片上，待凝固后，用内径为 3 mm 的打孔器打孔，孔间距 10 mm（图 6-1）。

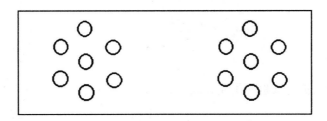

图 6-1　双向琼脂扩散试验打孔示意图
（引自张文学，2007）

2. 加样　用微量移液器在中心孔中加入抗 AFP 诊断血清，在边缘的 6 孔中，2 孔中加入甲胎蛋白阳性对照血清，2 孔中加入阴性对照血清（正常人血清），2 孔中加入受检血清。尽可能地同时加入抗原和抗体。

3. 保温扩散　将加好样的琼脂凝胶板平放于湿盒内，置于 37 ℃恒温培养箱内孵育 24～48 h 后，观察结果。

4. 结果判定　取出琼脂凝胶板，根据沉淀线的有无、位置和形状判定结果。若受检血清样本孔处产生沉淀线，并与阳性对照所产生的沉淀线发生融合者为阳性；若无沉淀线或与阳性对照所产生的沉淀线发生交叉者为阴性。

实验结果

观察受检血清与抗 AFP 诊断血清是否形成沉淀线，并与阳性对照血清与抗体 AFP 诊断血清形成的沉淀线进行比对，判定受检血清中是否有甲胎蛋白。

注意事项

1. 加样时，琼脂凝胶板宜水平放置，勿使液体外溢串孔或产生气泡。
2. 扩散时间要适当，可分别于 24 h 和 48 h 时观察结果。若扩散时间过短，沉淀线还未出现；若扩散时间过长，已形成的沉淀线会出现解离或散开的现象。从而导致结果的误判。
3. 双向琼脂扩散试验有两个缺点：一是灵敏度不太高，二是试验所需的时间较长。

课后思考

1. 进行双向琼脂扩散试验时，为什么要尽可能地同时加入抗原和抗体？

2. 试述双向琼脂扩散试验的用途和缺点。

Ⅲ. 火箭免疫电泳

实验目的

1. 掌握火箭免疫电泳的原理、方法。
2. 了解火箭免疫电泳的用途。

实验原理

火箭免疫电泳（rocket immunoelectrophoresis，RIEP）是将单向琼脂扩散和电泳结合的一种定量检测技术。将一定量的抗体与琼脂混匀，倾注到玻璃板上，制成含抗体的琼脂凝胶板，待凝固后，在琼脂板一端打孔，孔中加入一定量的抗原。在电场的作用下，受检抗原在含抗体的琼脂板中电泳，在扩散过程中与其相应的抗体在比例合适处形成锥形的沉淀峰，因其形状似火箭，故称火箭免疫电泳。沉淀峰的高低与抗原的浓度成正比。事先用已知不同浓度的标准抗原制成标准曲线，然后将受检抗原的沉淀峰数值代入标准曲线中，即可求出受检样本中抗原的含量。火箭免疫电泳的敏感度较高，所需时间较短。

📝 实验材料、用具、仪器与试剂

1. **实验材料** 受检血清、甲胎蛋白诊断血清、甲胎蛋白标准品。
2. **实验用具** 小烧杯、载玻片（7.5 cm×2.5 cm）、打孔器、吸管、微量移液器等。
3. **实验仪器** 电泳仪、水浴锅等。
4. **实验试剂** 50 mmol/L 巴比妥缓冲液（pH 8.6）（巴比妥钠 10.3 g、巴比妥 1.84 g，以蒸馏水溶解并定容至 1 L）、2%琼脂凝胶［用50 mmol/L 巴比妥缓冲液（pH 8.6）配制］。

📝 实验方法

1. **制备含抗体的琼脂凝胶板** 用 50 mmol/L 巴比妥缓冲液（pH 8.6）配制 2%的琼脂凝胶，置于水浴中煮沸至完全融化，移至 56 ℃水浴锅中保温。

吸取 56 ℃水浴融化好的琼脂于小烧杯内，等量加入预先用 50 mmol/L 巴比妥缓冲液（pH 8.6）按 1：100 稀释的甲胎蛋白诊断血清，混匀。

取融化好的含抗体的琼脂 3 mL，趁热均匀浇注于载玻片上，制成含抗体的琼脂凝胶板，厚度约 1.5 mm。待琼脂凝胶凝固后，在琼脂板一端用 3 mm 打孔器打孔，孔间距 5 mm。

2. **加不同浓度的标准品及受检样品** 将甲胎蛋白标准品用 0.5 mL 蒸馏水溶解后，再用 50 mmol/L 巴比妥缓冲液（pH 8.6）将其稀释成不同浓度的标准品。将受检血清用 50 mmol/L 巴比妥缓冲液（pH 8.6）稀释。用微量移液器准确吸取不同浓度的标准品和稀释后的受检血清，分别加至琼脂凝胶板的各孔中，每孔 10 μL。

3. **电泳扩散** 将加好样的琼脂凝胶板放于电泳仪中，使抗原孔端位于电泳槽负极，槽内缓冲液为 50 mmol/L 巴比妥缓冲液（pH 8.6）。控制电场强度为 10 V/cm，电泳 1～2 h 后，切断电源。

4. **结果判定** 取出琼脂凝胶板，精确测量各抗原孔中心至沉淀峰顶端的长度（精确到毫米）。以各孔中甲胎蛋白标准品的含量为横坐标，以各孔的沉淀峰高度为纵坐标绘制标准曲线。再将测得的受检血清对应孔的沉淀峰高度数值代入标准曲线中，求得甲胎蛋白的含量，乘以样本的稀释倍数，即为受检血清中甲胎蛋白的含量。

📝 实验结果

1. 以甲胎蛋白标准品的含量为横坐标，以不同稀释度甲胎蛋白对应各孔的沉淀峰高度为纵坐标绘制标准曲线。

2. 测量受检血清与其相应抗体形成的沉淀峰的高度，根据标准曲线和稀释倍数推算受检血清中甲胎蛋白的含量。

注意事项

1. 加样应准确，加样后应及时电泳。电泳后可直接观察并测量，也可干燥染色后观察。
2. 采用较低电压、较长时间电泳可获得更好的效果。

课后思考

火箭免疫电泳与单向琼脂扩散试验的异同点是什么？

实验 7

化学发光免疫分析

实验目的

1. 以癌胚抗原（CEA）的测定为例，掌握化学发光免疫分析技术。
2. 观察化学发光反应现象，掌握化学发光免疫分析的原理。

课前预习

化学发光免疫分析（chemiluminescence immunoassay，CLIA）是 M. Halman 等人于 1977 年根据放射免疫分析的基本原理，将高灵敏度的化学发光技术与高特异性的免疫反应有机结合起来，应用于各种抗原、半抗原、抗体、激素、酶、脂肪酸、维生素和药物等检测分析的技术，是继放射性免疫分析（radioimmunoassay，RIA）、酶联免疫分析（enzyme-linked immunoassay，ELIA）、荧光免疫分析（fluorescence immunoassay，FIA）和时间分辨荧光免疫分析（time-resolved fluoroimmunoassay，TRFIA）之后发展起来的又一新免疫测定技术。

CLIA 与 RIA、ELIA、FIA 技术相比，显示出一系列优点，如无辐射、标记物有效期长、全自动化等。此外，CLIA 还具有灵敏度高、特异性强、线性范围宽、操作简便、不需要十分昂贵的仪器设备等特点，既可以用于检测不同分子质量的抗体、抗原和半抗原，又可用于核酸探针的检测。

随着科技的发展，CLIA 正越来越多地被用于蛋白质、激素、肿瘤、病原微生物和毒物等成分的检测，为兽医学、医学及食品分析检测诊断和科学研究提供了一种痕量或超痕量的非同位素免疫检测手段。

CLIA 主要包括免疫分析系统和化学发光分析系统。免疫分析系统利用化学发光物质（如吖啶酯）或酶（如辣根过氧化物酶）直接标记特定抗原或抗体，通过抗原和抗体特异性结合反应，可得到抗原-抗体免疫复合物。化学发光分析系统是指在免疫反应完成后，向反应体系中加入氧化剂（如 H_2O_2）或酶的发光底物（如鲁米诺）。化学发光物质经氧化剂的作用后，能够形成一个激发态的中间态分子，当中间态分子衰退至基态时，由于会发射光子、释放能量即发光，因此可通过发光信号测量仪器对发光强度进行检测，实现对待测物的定性或定量分析。

CLIA 根据标记物的不同分为三大类型：直接化学发光免疫分析、化学发光酶免疫分析和电化学发光免疫分析。

实验原理

本实验以利用化学发光酶免疫分析技术对特定抗原进行定量分析为例。化学发光酶免疫分析在某种程度上是一种酶免疫分析，区别在于酶反应的底物是化学发光剂。

化学发光酶免疫分析是通过酶标记抗原或抗体，抗原和抗体接触反应形成免疫复合物；免疫复合物上的酶可进一步作用于发光底物，在信号试剂的作用下发光，利用发光分析仪对发光强度进行测定。根据发光标记物与发光强度的关系，可利用标准曲线计算出被测物含量。

辣根过氧化物酶（horseradish peroxidase，HRP）和碱性磷酸酶（alkaline phosphatase，AP）是目前应用较多的标记酶，它们都有各自的发光底物。HRP 最常用的发光底物有鲁米诺（luminol）和对羟基苯乙酸等。

在化学发光酶免疫分析中，利用辣根过氧化物酶标记抗体；抗原和抗体反应结束后，添加发光底物鲁米诺，在启动发光试剂（NaOH 和 H_2O_2）的作用下，鲁米诺发光，化学发光的强度主要由酶免疫反应中酶的浓度决定。

采用双抗体夹心法测定癌胚抗原（CEA）的含量。首先，将待测样本或标准品加入包被有 CEA 单克隆抗体的微孔板中，经过孵育洗涤后，向微孔板中加入用 HRP 标记的另一株 CEA 单克隆抗体。免疫反应后，溶液中形成 CEA 抗体-CEA 抗原-HRP 标记 CEA 抗体的免疫夹心复合物。经再次孵育和洗涤后，再加入 H_2O_2 溶液和鲁米诺溶液。鲁米诺是一种易被氧化的化合物。以 HRP 催化 H_2O_2-鲁米诺化学发光体系作为检测体系，可实现对待测抗原 CEA 含量的测定（图 7-1）。

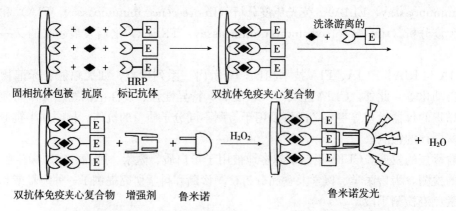

图 7-1　双抗体夹心化学发光酶免疫分析技术测定抗原含量示意图

实验材料、用具、仪器与试剂

1. 实验材料　癌胚抗原（CEA）、CEA 单克隆固相抗体、辣根过氧化物酶标记的 CEA 单克隆抗体、牛血清白蛋白（BSA）、小牛血清等。

2. 实验用具　微量移液器、透析袋、96 孔板、CEA 化学发光免疫试剂盒等。

3. 实验仪器　pH 计、电子天平、发光分析仪、自动酶标洗板机、涡旋混合器、冰箱、恒温培养箱等。

4. 实验试剂

(1) 100 mmol/L 鲁米诺储备溶液 称取 0.89 g 鲁米诺和 0.5 g NaOH，用蒸馏水溶解，稀释至 50 mL，使用时逐级稀释。

(2) 100 mmol/L NaIO$_4$ 溶液 称取 NaIO$_4$ 2.13 g，以蒸馏水溶解并定容至 100 mL，超声辅助溶解。

(3) 160 mmol/L 乙二醇水溶液 称取乙二醇 0.99 g，以蒸馏水溶解并定容至 100 mL。

(4) 磷酸盐缓冲液（PBS） 称取 NaCl 8 g、KCl 0.2 g、Na$_2$HPO$_4$ 1.44 g、KH$_2$PO$_4$ 0.24 g，在 800 mL 蒸馏水中溶解后，用 HCl 溶液调节 pH 至 7.2～7.4，加水定容至 1 L。

(5) 50 mmol/L 碳酸盐包被缓冲液（pH 9.6） 称取 Na$_2$CO$_3$ 1.59 g、NaHCO$_3$ 2.93 g，用蒸馏水溶解并定容至 1 L，调节 pH 至 9.6。

(6) 发光底物液 A 50 mmol/L 的 Tris-HCl 缓冲液，添加 H$_2$O$_2$ 至终浓度为 6 mmol/L，调节 pH 为 7.1。

(7) 发光底物液 B 50 mmol/L 的 Tris-HCl 缓冲液，含 4 mmol/L 鲁米诺、1.2 mmol/L piodophenol，调节 pH 为 8.6。

(8) 封闭液 含 1% BSA 和 0.1% proclin-300 的 50 mmol/L 磷酸盐缓冲液（PBS，pH 7.4）。

(9) PBST 洗涤液 含 0.05% Tween-20 的 50 mmol/L PBS 缓冲液。

(10) 其他试剂 proclin-300、甘油、H$_2$O$_2$、Tween-20、辣根过氧化物酶（HRP）、萘氏试剂、piodophenol、NaCl、KCl、NaOH、(NH$_4$)$_2$SO$_4$ 饱和溶液、蒸馏水等。

✎ 实验方法

1. 校准品的制备 用化学发光免疫试剂盒测定小牛血清的浓度，用试剂盒零浓度点作对照，并以此作为校准品的基质。按比例将适量的 CEA 抗原加入基质血清中，得到校准品稀释液。

用校准品稀释液将校准品分别配制成 0 μg/L、5 μg/L、10 μg/L、25 μg/L、50 μg/L 和 250 μg/L 这 6 个不同浓度系列，置于 4 ℃冰箱中保存。

2. 辣根过氧化物酶标记的 CEA 单克隆抗体的制备 用过碘酸盐氧化法连接 CEA 单克隆抗体与辣根过氧化物酶（HRP）标记。标记步骤为：

首先，称取 5.0 mg 辣根过氧化物酶，溶解于 0.5 mL 蒸馏水中，向溶液中加入 0.5 mL 新配的 100 mmol/L NaIO$_4$ 溶液，混匀，在 4 ℃条件下静置 30 min。接着，向溶液中加入 160 mmol/L 乙二醇水溶液 0.5 mL，混匀，静置 30 min。然后，向溶液中加入含 5.0 mg CEA 单克隆抗体的水溶液 1 mL，混匀，装入透析袋，在 pH 9.6 碳酸盐包被缓冲液中，于 4 ℃下过夜透析。最后，在搅拌下逐滴加入等体积 (NH$_4$)$_2$SO$_4$ 饱和溶液，在 4 ℃条件下静置 1 h 后，改用 150 mmol/L pH 7.4 的 PBS 缓冲液透析，利用萘氏试剂检测 NH$_4^+$。NH$_4^+$ 去除完全后，离心 30 min，吸取上清液，即为酶-抗体结合物，加入终浓度 50%（体积分数）的甘油，混匀后，于 -20 ℃保存。

3. CEA 96 孔板的固相包被 将一株 CEA 单克隆固相抗体用 50 mmol/L 碳酸盐包被缓冲液稀释成 2 mg/L 的最佳反应浓度，加入 96 孔板的孔中，100 μL/孔，放置在 4 ℃冰箱中过夜。然后用 PBST 洗涤液洗两次,在吸水纸上拍干,每孔加入 300 μL 封闭液,室温封闭 3 h。甩弃封闭液,干燥,密封置于 4℃冰箱中保存。

4. 免疫反应 向 96 孔板每孔中依次加入 25 μL 待测样品或标准品,然后再加入 100 μL 酶-抗体结合物,置于室温条件下孵育 1 h。

5. 化学发光反应及其发光强度的测定 免疫反应结束后,用洗板机洗板 5 次,在吸水纸上拍干孔内液体,加入发光底物液 A 与 B 各 50 μL,避光静置 10 min 后,用发光分析仪测定并记录各孔的发光值。

实验结果

1. 观察化学发光反应现象,并用发光分析仪测定发光值。

2. 以标准品浓度的对数为横坐标,以发光值的对数为纵坐标,绘制标准曲线并拟合线性回归方程,根据样品的发光值计算待检血清样品中 CEA 的浓度。

注意事项

1. 免疫反应过程中,注意保持温度恒定、准确,控制在 37 ℃为佳。

2. 在用洗板机洗板时,要求每孔注液量不应少于 400 μL,洗板次数不应少于 5 次,浸泡时间不应短于 20 s,并注意检查加液头是否堵塞。

3. 加发光底物时,要确保加样器准确,加样头干净无污染。在加发光物的过程中,应避免加样器头与板孔或手指接触,以防止底物受到污染;加底物时的速度要均匀,应在 5 min 内完成加样。

课后思考

1. 如何准确测定血清中的 CEA 含量?需要注意哪几个方面?

2. 试对化学发光免疫分析技术和酶联免疫分析的优缺点进行比较。

实 验 8

免疫荧光技术

实验目的

1. 以大肠杆菌的检测为例，掌握免疫荧光技术的主要原理以及方法。
2. 熟悉免疫荧光技术的应用。
3. 掌握荧光显微镜的使用方法。

课前预习

免疫荧光技术（immunofluorescence technique）又称荧光抗体技术。先将已知抗原或抗体标记上荧光素，制成荧光标记物，然后将该荧光抗体（或抗原）作为分子探针，在一定条件下浸染标本，洗去多余的荧光抗体（或抗原），接着在荧光显微镜下或激光共聚焦显微镜下观察标本。在细胞或组织中形成的抗原-抗体复合物上含有荧光素。荧光素受激发光照射后发出荧光，从而显示细胞或组织内的相应抗原（或抗体）所在的位置，并可利用定量技术测定其相应含量。例如，可借助流式细胞仪对荧光抗体标记的细胞进行定性、定量及分选。

常用的荧光素有异硫氰酸荧光素（fluorescein isothiocyanate，FITC）、四乙基罗丹明（rhodamine）和藻红蛋白（phycoerythrin，PE）。荧光素与特异性抗体（少数也用抗原）用化学方法以共价键基团牢固结合，制成荧光标记抗体。此种荧光标记抗体的免疫特异性不受影响。

免疫荧光技术是利用抗原和抗体反应的特异性，将免疫化学和血清学的高度特异性、敏感性与显微技术的高度精确性相结合的一种技术。该技术为免疫学、临床组织化学及实验室诊断提供了一项特异性强、敏感性高、具有独特风格的快速诊断工具。

实验原理

以间接法免疫荧光技术检测大肠杆菌为例。

鼠抗大肠杆菌血清或由血清纯化得到的 IgG 抗体中，存在可与大肠杆菌表面抗原结合的一抗。大肠杆菌表面抗原与一抗结合后，又与随后加入的荧光素标记的抗鼠 IgG 抗体（二抗）结合。大肠杆菌表面固定住的荧光素在荧光显微镜或激光共聚焦显微镜下显示荧光，可由此被检出。

实验材料、用具、仪器与试剂

1. 实验材料 大肠杆菌菌液、胎牛血清（FCS）、鼠抗大肠杆菌血清、硫酸铵盐析纯化后的 IgG 抗体、Alexa Fluor 647 标记的羊抗鼠 IgG 抗体。

2. 实验用具 载玻片、盖玻片、1.5 mL eppendorf 管、微量移液器等。

3. 实验仪器 小型台式离心机、水浴箱、恒温摇床、荧光显微镜或激光共聚焦显微镜等。

4. 实验试剂

(1) 磷酸盐缓冲液（PBS） NaCl 8 g、KCl 0.2 g、Na_2HPO_4 1.44 g、KH_2PO_4 0.24 g，在 800 mL 蒸馏水中溶解后，用 HCl 溶液调节 pH 至 7.4，加水定容至 1 L，室温保存备用。

(2) 洗涤缓冲液（含 5% 胎牛血清的 PBS） 上述 PBS 900 mL、胎牛血清 50 mL、4% 叠氮钠 50 mL。

(3) 固定液 上述 PBS 10 mL、葡萄糖 0.2 g、多聚甲醛 1 mL、4% 叠氮钠 50 μL。

(4) 其他试剂 葡萄糖、氯化钠、氯化钾、磷酸氢二钠、磷酸二氢钾、多聚甲醛、叠氮钠、盐酸、蒸馏水等。

实验方法

1. 细菌的洗涤 在 1.5 mL eppendorf 管中，加入 1.0 mL 大肠杆菌菌液，5 000 r/min 离心 5 min，弃上清液；再加入 1.5 mL 洗涤缓冲液重洗 2 次。

2. 加一抗反应 一抗为未经纯化的鼠抗大肠杆菌血清或硫酸铵盐析纯化后的 IgG 抗体，根据 ELISA 检测的效价进行稀释。向细胞沉淀中加入 1.0 mL 一抗溶液，混匀，37 ℃ 水浴反应 45 min。用 1.5 mL 洗涤缓冲液重悬细胞，5 000 r/min 离心 5 min，弃上清液。重复洗涤 3 次，洗涤除去未结合的一抗。

3. 加荧光素标记的二抗反应 将 Alexa Fluor 647 标记的羊抗鼠 IgG 抗体（Jackson）按说明书稀释 200~1 000 倍，作为工作浓度的溶液。每管加入 500 μL 工作浓度的二抗溶液后，混匀，置于 37 ℃ 恒温摇床中，低速（60~120 r/min）摇动，避光孵育 30 min。用 1.5 mL 洗涤缓冲液重悬细胞，5 000 r/min 离心 5 min，弃上清液。重复洗涤 3 次，洗涤除去未结合的二抗。

4. 固定、制片与观察 每管加入 200 μL 固定液，混匀后制备装片，于荧光显微镜或激光共聚焦显微镜下观察。

实验结果

1. 根据荧光观察结果分析抗体的主要分布情况。

2. 空白对照的染色结果。

注意事项

1. 每一批抗体需通过预实验摸索出最佳的抗体稀释度。通过调整抗体浓度获得最佳的染色效果，以背景非特异性染色最小为标准。

2. 荧光物质均易发生淬灭。荧光染色后的标本应及时检测，并注意避光保存，减少荧光淬灭。

课后思考

1. 直接免疫荧光技术和间接免疫荧光技术的区别是什么？

2. 如何减少非特异性染色？

实 验 9

放射免疫技术

实验目的

1. 掌握放射免疫技术的原理。
2. 以放射免疫分析甲胎蛋白（AFP）为例，掌握放射免疫技术的操作方法。
3. 了解 AFP 检测的临床意义。

课前预习

放射免疫技术一般可分为 3 种类型：放射免疫测定（radioimmunoassay，RIA）、免疫放射测定（immunoradiometric assay，IRMA）和放射受体分析（radioreceptorassay，RRA）。

经典放射免疫测定（RIA）的基本原理：放射性核素标记的抗原和未标记抗原同时与有限量的特异性抗体竞争性结合或竞争性抑制反应。在 RIA 反应系统中，标记抗原（Ag*）、未标记抗原（Ag）和特异性抗体（Ab）三者同时存在时，由于两种抗原具有相同的决定簇，互相竞争结合抗体的能力相同，结果形成 Ag*-Ab 和 Ag-Ab 复合物。当 Ag* 和 Ab 的量固定时，二者结合形成免疫复合物就受到 Ag 含量的制约。如反应系统中 Ag 含量高时，对 Ab 的竞争结合能力就强，Ag-Ab 复合物的形成量就增加，Ag*-Ab 复合物的形成量则相对减少；反之，当 Ag 含量低时，对 Ab 的竞争结合能力就弱，Ag*-Ab 复合物的形成量则相应增多。因此，Ag*-Ab 复合物的形成量与 Ag 含量之间成一定的负相关性函数关系。

以放射性核素标记的过量抗体与检品中待测抗原直接结合，然后利用固相抗原免疫吸附剂分离游离标记抗体的免疫放射测定（IRMA）的基本原理：IRMA 是待测抗原与过量标记抗体的非竞争放射性配体结合反应，通过加入固相的抗原免疫吸附剂结合游离的标记抗体，离心除去沉淀，测定上清液中放射性强度，从而推算出检品中的抗原含量。

以放射性核素标记的配基（如激素）与细胞膜表面或组织中相应受体特异结合，进行放射受体分析（RRA）的基本原理与免疫放射测定相似。应用放射性同位素标记配体，在一定条件下与相应受体结合成配体-受体复合物。由于二者的结合是表达配体与受体间的生物活性而非免疫活性，因此具有更高的特异性。放射受体分析可用于测定受体的亲和常数、解离常数、受体结合数以及定位分析等。

放射免疫标记技术是将同位素分析的高灵敏度与抗原抗体反应的特异性相结合，以放射性同位素作为示踪物的标记免疫测定方法。由于此项技术具有灵敏度高［可检测出纳克

（ng）至皮克（pg），甚至飞克（fg）的超微量物质]、特异性强（可分辨结构类似的抗原）、重复性强、样品及试剂用量少、测定方法易规范化和自动化等多个优点，因此此在医学及其他生物学科的研究领域和临床实验诊断中被广泛应用于各种微量蛋白质、激素、小分子药物及肿瘤标志物等的分析与定量测定，如胰岛素、生长激素、孕酮及吗啡、地高辛等药物的测定等。

甲胎蛋白（AFP）在胚胎时就已存在，大部分集中在肝组织中，为球蛋白，相对分子质量为 68 000。在胎儿发育过程中，由卵黄囊和胚胎肝产生。妊娠 13 周时，胎儿血清中的 AFP 值达到最高峰，约 3 000 ng/mL。此后，AFP 逐渐下降。胎儿出生时，每毫升血清大约含 80 ng。出生 1 年后，AFP 在血清中的含量持续下降。至出生后的第二年末，达到最低水平，每毫升血清含 2～10 ng，并一直维持到成年。当发生原发性肝癌或畸胎瘤时，AFP 水平都会明显增加。发生肝炎时，AFP 也会有一定量的增高，一般在 50 ng/mL 以下，而且 AFP 值的增加速度较慢。

实验原理

采用放射免疫技术测定血清中 AFP 的含量。根据待检抗原与放射性核素标记抗原对有限量的抗体竞争结合的特点，常用 ^{131}I、^{3}H、^{14}C、^{32}P 等放射性核素标记于抗原分子上，以其示踪作用来反映未标记抗原与相应特异抗体结合的情况。当标记抗原（Ag*）及特异性抗体（Ab）的量固定时，未标记抗原（Ag）与 Ag* 竞争结合特异性 Ab，它们分别形成免疫复合物。可因未标记的抗原浓度增加而使未标记抗原生成的免疫复合物（Ag-Ab）随之增加，而标记抗原生成的免疫复合物（Ag*-Ab）减少，故游离的标记抗原（Ag*）就会增多；反之，若未标记抗原（Ag）量少，则 Ag-Ab 生成量就少，而 Ag*-Ab 量增多，游离的 Ag* 量就减少。

用适当方法（如硫酸铵沉淀、抗球蛋白抗体结合或用聚苯乙烯等固相材料吸附）将免疫复合物与游离的抗原分离，分别测定复合物 Ag*-Ab（B）和游离 Ag*（F）的放射性，即测定 B 与 F 的放射活性，便可算出 B/F 值，再根据标准竞争抑制曲线，即可得出相应的抗原含量。

实验材料、用具、仪器与试剂

1. 实验材料　鼠抗 AFP 血清、羊抗鼠 IgG 血清、正常鼠血清、正常人血清、待检血清、市售的成套 AFP 检测试剂盒。

2. 实验用具　微量移液器、试管等。

3. 实验仪器　生化恒温培养箱、放射免疫测定仪（液体闪烁计数仪或晶体闪烁计数仪）等。

4. 实验试剂

(1) 磷酸盐缓冲液（PBS）　NaCl 8 g、KCl 0.2 g、Na_2HPO_4 1.44 g、KH_2PO_4 0.24 g，在 800 mL 蒸馏水中溶解后，用 HCl 溶液调节 pH 至 7.2～7.4，加水定容至 1 L。

(2) 含 2% 正常鼠血清的 PBS 缓冲液　使用前在 PBS 缓冲液中加入正常鼠血清至浓度

为 2%。

(3)¹²⁵I-AFP 用时稀释成 100 000～120 000 cpm/mL。AFP 标准系列有 6 小瓶，含量分别是 0 ng/mL、20 ng/mL、50 ng/mL、100 ng/mL、200 ng/mL、400 ng/mL。

🖊 实验方法

1. 取正常血清和待检血清，加一抗和¹²⁵I-AFP 孵育反应 取 7 支试管，自 AFP 标准 6 小瓶中各吸出 0.1 mL，分别加入 6 支试管中，第 7 支试管为样品管，加入 0.1 mL 待检血清。先将鼠抗 AFP 血清按 0.1 mL/管分别加入各管中，然后将¹²⁵I-AFP 按 0.1 mL/管分别注入各管中。补加缓冲液，前 6 管各加 0.6 mL，第 7 管加 0.7 mL。混匀后，置于 25～30 ℃孵育 18～24 h。

2. 加二抗，孵育 取出上述各管，分别加入羊抗鼠 IgG 血清，每管 0.1 mL。混匀，25～30 ℃孵育 1 h。

3. 放射活性的测定 以 3 500 r/min 离心 15 min，测定各管总放射活性（T），吸出上清液再测定沉淀物放射活性（B），根据下列公式计算结合率。

$$结合率 = B/T \times 100\%$$
$$= B/(B+F) \times 100\%$$

4. 根据标准曲线计算待检血清中的 AFP 含量 以 AFP 标准含量为横坐标，以结合率为纵坐标，绘制标准竞争抑制曲线，并据此求出待检血清中的 AFP 含量。

🖊 实验结果

1. 测定各管总放射活性（T）和沉淀物放射活性（B），代入结合率计算公式计算结合率。

2. 以 AFP 标准含量为横坐标，以结合率为纵坐标，绘制标准竞争抑制曲线，并据此求出待检血清中的 AFP 含量。

注意事项

1. 正常人血清中 AFP 浓度一般为 2~6 ng/mL，但由于许多疾病都会影响 AFP 浓度（特别是肝炎），因此 AFP 的正常值一般定在 20 ng/mL 以下。

2. 若测出值高于 50 ng/mL 时，要复检。若复检值仍高于 50 ng/mL 时，则要进行动态观察，每周 1 次；如果测出值无明显变化，可排除肝癌；如果测出值升高很快，应怀疑已患肝癌。

课后思考

1. 什么是放射免疫技术？其原理是什么？

2. 放射免疫技术的优缺点是什么？

实验 10

电致化学发光免疫分析技术

实验目的

1. 掌握电致化学发光的原理。

2. 以竞争法检测甲肝病毒（HAV）抗体为例，熟悉电致化学发光免疫分析技术的基本操作。

课前预习

电化学反应过程：在工作电极（阳极）上加一定的电压，二价的三氯联吡啶钌 $[Ru(bpy)_3]^{2+}$ 释放电子发生氧化反应而成为三价的三氯联吡啶钌 $[Ru(bpy)_3]^{3+}$；同时，电极表面的三丙胺（tripropylamine，TPA）也释放电子发生氧化反应而成为阳离子自由基 TPA^+，并迅速自发脱去一个质子而形成三丙胺自由基 $TPA\cdot$，这样，在反应体系中就存在具有强氧化性的三氯联吡啶钌 $[Ru(bpy)_3]^{3+}$ 和具有强还原性的三丙胺自由基 $TPA\cdot$。

化学发光过程：具有强氧化性的三价的三氯联吡啶钌 $[Ru(bpy)_3]^{3+}$ 和具有强还原性的三丙胺自由基 $TPA\cdot$ 发生氧化还原反应，结果使三价的三氯联吡啶钌 $[Ru(bpy)_3]^{3+}$ 还原成激发态的二价的三氯联吡啶钌 $[Ru(bpy)_3]^{2+}$，其能量来源于三价的三氯联吡啶钌 $[Ru(bpy)_3]^{3+}$ 与三丙胺自由基 $TPA\cdot$ 之间的电势差，激发态 $[Ru(bpy)_3]^{2+}$ 以荧光机制衰变并以释放出一个波长为 620 nm 光子的方式释放能量，而成为基态的 $[Ru(bpy)_3]^{2+}$（图10-1）。

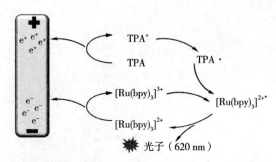

图 10-1　电致化学发光免疫分析技术原理示意图

循环过程：上述化学发光过程后，反应体系中仍存在二价的三氯联吡啶钌 $[Ru(bpy)_3]^{2+}$

和 TPA，使得电极表面的电化学反应和化学发光过程可以继续进行，这样整个反应过程可循环进行。通过上述循环过程，测定信号不断地放大，从而使检测灵敏度大大提高。

甲肝病毒（HAV）是一种没有胞膜的 RNA 病毒，属于细小的核糖核酸病毒家族。至今，仅记载有 1 种人血清型和 7 种基因型。甲肝病毒衣壳由 3 种蛋白（$VP_1 \sim VP_3$）组成，在病毒颗粒表面形成一个免疫决定簇结构，高度表达于所有基因型中。在注射疫苗后或正常感染后，这个结构诱发免疫反应。甲肝病毒感染发作时的甲肝抗体呈阳性。在自然感染后，抗 HAV-IgG 抗体能够始终存在，如果组织再次感染会对机体起到保护作用。免疫保护作用对于抗体值没有限定，但是 10 IU/L 以上浓度的抗 HAV-IgG 抗体对机体有保护作用。对抗 HAV-IgG 抗体进行检测可用于检查甲肝病毒是否存在或过去是否感染过，同时也可用于观察甲肝疫苗注射后的免疫反应。

实验原理

电化学发光过程产生的光信号强度与二价的三氯联吡啶钌 $[Ru(bpy)_3]^{2+}$ 的浓度成线性关系。将二价的三氯联吡啶钌 $[Ru(bpy)_3]^{2+}$ 与免疫反应体系中的一种物质结合，经免疫反应、分离后，检测免疫反应体系中剩余二价的三氯联吡啶钌 $[Ru(bpy)_3]^{2+}$ 经上述过程后所发出的光，即可得知待检物的浓度。

电致化学发光免疫分析技术（electro-chemiluminescence immunoassay，ECLIA）是利用电化学发光剂作为标记物标记抗体或抗原而对其相应的抗原或抗体进行检测的技术。作为标记物的电化学发光剂标记抗体或抗原而形成稳定的复合物。当这种复合物与被检测物中对应的抗原或抗体结合后，在外加电场的作用下激发出特异的光，根据发光的强度可检测出被测物的浓度等参数。ECLIA 分为直接法、双夹心法和竞争法等 3 种方法，其中直接法主要用于检测抗体，双夹心法主要用于测定大分子抗原，竞争法主要用于测定小分子抗原。

实验材料、用具、仪器与试剂

1. 实验材料　HAV 抗原 [人，40 U/mL（罗氏单位）]、鼠抗人 HAV 阴性血清（含防腐剂）、鼠抗人 HAV 抗体（浓度约 46 IU/L，在人血清中，含防腐剂，阳性对照）、生物素标记的抗 HAV-Ag 抗体、$[Ru(bpy)_3]^{2+}$ 标记的抗 HAV Ag-Ab、生物素标记的鼠抗 HAV 抗原的单克隆抗体（0.25 μg/mL）、$[Ru(bpy)_3]^{2+}$ 标记的鼠抗 HAV 抗原的单克隆抗体（0.15 μg/mL）。

2. 实验用具　链霉亲和素包被的磁珠微粒（1.0 mg/mL）、市售 ECLIA 成套试剂盒等。

3. 实验仪器　生化恒温培养箱、MPI-EⅡ型电致化学发光检测仪等。

4. 实验试剂　50 mmol/L Hepes 缓冲液（pH 7.2，含防腐剂）：准确称取 12.616 5 g Hepes，加 800 mL 去离子水溶解，用 0.1 mol/L NaOH 调 pH 至 7.4，定容至 1 L。

实验方法

1. 鼠抗人 HAV 抗体与 HAV 抗原的孵育　将 50 μL 标本中的鼠抗人 HAV 抗体与 HAV

抗原在 37 ℃下孵育 1 h，使两者结合。

2. 生物素与链霉亲和素的结合　加入生物素化的和钌标记的鼠抗人 HAV 抗体以及链霉亲和素包被的磁珠微粒，HAV 抗原上仍然游离的位点被占据，形成的免疫复合物通过生物素与链霉亲和素间的反应结合到磁珠微粒上。

3. 测定　反应混合液吸到测量池中，磁珠微粒通过磁铁吸附到电极上，未结合的物质被洗涤液洗去，电极加压后产生化学发光，通过光电倍增管进行测定。

4. 结果处理　检测结果由机器自动从标准曲线中查出。此曲线由仪器通过两点定标校正，由从试剂条形码扫描入仪器的原版标准曲线而得。

使用 Elecsys Anti-HAV 检测，样本浓度<20 IU/L 为阴性；样本浓度≥20 IU/L 为阳性，表示甲肝病毒感染（现在或过去感染过，或者注射甲肝疫苗后存在抗体）。

实验结果

统计所测样本的阳性率以及标准阴性样本的加标回收率。

注意事项

1. 电致化学发光免疫检测方法的灵敏度很高，故每一步骤均需小心操作，吸取磁珠微粒时尽量做到准确。

2. 电致化学发光检测仪的电极不使用时要避光保存，且应注意保持环境干燥、清洁。Ag/AgCl 参比电极要浸没在饱和氯化钾溶液中。

课后思考

1. 二价的三氯联吡啶钌 $[Ru(bpy)_3]^{2+}$ 的发光原理和特点是什么？

2. 三丙胺在电化学发光中的作用是什么？

3. 试述甲肝病毒检测的临床意义。

实 验 11

免疫胶体金技术

实验目的

1. 掌握胶体金的制备方法。
2. 以胶体金标记 IgG 为例，学习并掌握免疫胶体金技术的原理和方法。
3. 了解免疫胶体金的用途。

课前预习

以胶体金作为示踪标志物应用于抗原和抗体的免疫标记技术，称为免疫胶体金技术（immune gold colloidal technique，GICT）。GICT 主要利用了金颗粒具有高电子密度的特性。根据胶体金的一些物理性状，如高电子密度、颗粒大小、形状和颜色反应，加上结合物的免疫和生物学特性，使免疫胶体金技术能广泛应用于免疫学、组织学、病理学和细胞生物学等领域。目前，该技术已应用在光学显微镜和电子显微镜水平上检测一种或多种抗原，并可用于研究各种蛋白质分子在细胞表面和内部的定位及分布。

1898 年，Richard Adolf Zsigmondy 首次制备出胶体金溶液。除了 Richard Adolf Zsigmondy，发明超速离心的 Theodor Svedberg、提供球形颗粒散射和吸收理论的 Gustav Mie 也对胶体金的合成和性质感兴趣。而胶体金作为一种标记物系统用于免疫组织化学染色始于 1971 年。

目前，最经典的胶体金制备方法是氯金酸（$HAuCl_4$）还原法。通过在氯金酸水溶液中加入不等量的还原剂（如白磷、抗坏血酸、柠檬酸钠、鞣酸等），使之还原并聚积形成颗粒形状均不相同的胶体金纳米颗粒。使用不同种类、不同剂量的还原剂，可以控制所产生的粒子的大小。一般而言，合成的胶体金纳米颗粒粒径的大小取决于反应溶液中还原剂和还原核的数量。还原剂浓度越高，还原核浓度也越高，氯化金的还原也就从更多的还原中心开始，因此产生的胶体金颗粒数量越多、体积越小。胶体金纳米颗粒的性质及其潜在的应用在很大程度上取决于它们的大小和形状。例如，棒状颗粒具有横向和纵向吸收峰，并且形状的各向异性影响它们的自组装。

通常，还原氯金酸（$HAuCl_4$）可在液体中产生胶体金纳米颗粒（液体化学方法）。将 $HAuCl_4$ 溶解后，快速搅拌溶液，同时加入还原剂，将 Au^{3+} 还原成 Au^+；然后发生歧化反应，由此 3 个 Au^+ 产生 1 个 Au^{3+} 和 2 个 Au 原子。Au 原子充当核中心，Au^+ 在其周围被还原。为了防止颗粒聚集，通常添加某种黏附在胶体金纳米颗粒（AuNP）表面上的稳定剂。

在胶体金纳米颗粒合成的 Turkevich 方法中，柠檬酸盐最初被用作还原剂，最后被用作通过氧和金属表面上的孤对电子之间的静电相互作用稳定胶体金纳米颗粒的封端剂。

　　胶体金液呈红色，胶体金纳米颗粒表面电荷是负电荷，其在水中的稳定依靠的是静电斥力的作用。加入电解质，如 NaCl 等，胶体金纳米颗粒发生聚合，呈肉眼可辨的蓝色。一般认为，抗体能够吸附在胶体金纳米颗粒表面主要靠 3 种作用力：一是蛋白质的正电荷和胶体金纳米颗粒表面的负电荷之间的静电引力；二是配位键；三是疏水作用力。由于主要是物理吸附作用，故不影响蛋白质的活性。而且，蛋白质结合于胶体金纳米颗粒表面是在范德华力半径之内，故结合比较牢固。由于胶体金制备方法简便，标记蛋白质容易，标记物稳定，除了可以与蛋白质结合，还可与 SPA、植物血凝素（PHA）、刀豆蛋白 A（ConA）等生物大分子结合，使得胶体金广泛应用于生物传感器、癌细胞成像、光热疗法、药物输送和放射疗法中。

实验原理

　　氯金酸（$HAuCl_4$）在还原剂作用下聚合成为特定大小的胶体金纳米颗粒，并因静电作用成为一种稳定的胶体，称为胶体金。用还原法可将氯金酸制备成不同粒径和不同颜色的胶体金纳米颗粒。由于胶体金在弱碱环境下带负电荷，可与蛋白质分子（如 IgG）的正电荷基团因静电吸附而牢固结合。这种结合是静电结合，因此不影响蛋白质的生物特性。胶体金标记，实质上是蛋白质等高分子被吸附到胶体金纳米颗粒表面的包被过程。

实验材料、用具、仪器与试剂

　　1. 实验材料　羊抗鼠 IgG、胎牛血清、牛血清白蛋白（BSA）。

　　2. 实验用具　精密 pH 试纸、50 mL 锥形瓶、250 mL 锥形瓶、0.22 μm 微孔滤膜、滤纸、硝酸纤维素膜、八角形搅拌磁子、Sephadex G-200 柱、丙烯葡聚糖凝胶 S-400 层析柱等。

　　3. 实验仪器　pH 计、精密 pH 试纸、磁力搅拌器、离心机、透射电子显微镜、分光光度计等。

　　4. 实验试剂

　　（1）2% 碳酸钾溶液　准确称取 2 g 碳酸钾，用超纯水溶解并定容至 100 mL。

　　（2）10% 氯化钠溶液　准确称取 10 g 氯化钠，用超纯水溶解并定容至 100 mL。

　　（3）1% 氯金酸溶液　准确称取 1 g 氯金酸，用超纯水溶解并定容至 100 mL。置 4 ℃ 备用，有效期 4 个月。

　　（4）1% 柠檬酸钠溶液　准确称取 1 g 柠檬酸钠，用超纯水溶解并定容至 100 mL。用 0.22 μm 微孔滤膜过滤，置 4 ℃ 备用，有效期 1 d。

　　（5）0.7% 抗坏血酸溶液　准确称取 0.7 g 抗坏血酸，用超纯水溶解并定容至 100 mL。用 0.22 μm 微孔滤膜过滤，置 4 ℃ 备用，有效期 1 d。

　　（6）0.1 mol/L HCl 溶液　准确吸取市售浓盐酸 0.56 mL，缓慢加入 99.44 mL 超纯水中。用 0.22 μm 微孔滤膜过滤，置 4 ℃ 备用。

　　（7）5 mmol/L 氯化钠　称取 0.292 2 g 氯化钠，用超纯水溶解并定容至 1 L。

(8) 0.2 mol/L 硼酸盐缓冲液（pH 9.0）　准确称取 1.525 6 g 硼砂（$Na_2B_4O_7 \cdot H_2O$）、0.247 4 g 硼酸（H_2BO_3），用超纯水溶解并定容至 100 mL，用 0.22 μm 微孔滤膜过滤，置 4 ℃备用。

(9) 10 mmol/L Tris-HCl 缓冲液（pH 8.0）　准确称取 1.211 4 g Tris，加蒸馏水 700 mL 溶解，用 0.1 mol/L HCl 溶液调 pH 至 8.0，用超纯水定容至 1 L。用超纯 0.22 μm 微孔滤膜过滤。

(10) 其他试剂　氯金酸（$HAuCl_4$）、柠檬酸钠、碳酸钾（K_2CO_3）、聚乙二醇（PEG）-4000、叠氮钠、蔗糖、甘油、抗坏血酸、盐酸、硼酸、硼砂、王水、超纯水等。

📝 实验方法

1. 胶体金的制备　可采用柠檬酸钠还原法或抗坏血酸还原法。

(1) 柠檬酸钠还原法　取 1 mL 1%经 0.22 μm 微孔滤膜过滤的 $HAuCl_4$ 溶液加入 99 mL 双蒸水中加热至沸腾，迅速连续加入 5 mL 1%的柠檬酸钠溶液，搅拌煮沸 15 min 至呈现酒红色时为止，室温冷却，制得胶体金纳米颗粒，其直径为 13～15 nm。在分光光度计下测定，在 520～525 nm 处有最大吸收峰。

(2) 抗坏血酸还原法　将 0.1 mL 预冷至 4 ℃的 1% $HAuCl_4$ 溶液、2 mL 2% K_2CO_3 和 25 mL 双蒸水混匀，在搅拌状态下加入 0.7%抗坏血酸溶液 1 mL，溶液立刻呈紫红色，然后加双蒸水补足至 100 mL，加热至溶液呈红色时为止，制得胶体金纳米颗粒，其直径为 8～13 nm。

2. 胶体金标记蛋白的制备

(1) 待标记蛋白溶液的制备　先将待标记蛋白预先在 5 mmol/L NaCl 溶液（pH 7.0）中 4 ℃透析过夜，除掉多余的盐离子，然后在 4 ℃、12 000g 离心 1 h，去除聚合物。

(2) 待标记胶体金溶液的准备　以 2% K_2CO_3 或 0.1 mol/L HCl 溶液调节胶体金溶液的 pH 至 9.0 左右。由于胶体金溶液可能损坏 pH 计的电板，因此在调节 pH 时，以采用精密 pH 试纸测定为宜。

3. 标记抗体最适用量的确定　根据待标记蛋白的要求，将胶体金溶液调好 pH 之后，分装 7 管，每管 1 mL。以标记 IgG 为例，用 5 mmol/L 硼酸盐缓冲液（pH 9.0）做系列稀释，浓度为 5～50 μg/mL，分别取 1 mL，加至上述胶体金溶液中，混匀。对照管加入 1 mL 胶体金溶液。5 min 后，在上述各管中加入 0.1 mL 10% NaCl 溶液，混匀后静置 3 h，观察结果。对照管（未加蛋白质）和加入蛋白质的量不足以稳定胶体金溶液的各管，均呈现出由红变蓝的聚沉现象；而加入蛋白质的量达到或超过最低稳定量的各管仍保持红色不变。使胶体金溶液酒红色不变的最低蛋白质用量，即为该标记蛋白质的最低用量。

将待标记的蛋白质储存液做系列稀释后，分别取 0.1 mL（含蛋白质 10～50 μg）加入 1 mL 胶体金溶液中，另设 1 管不加蛋白质的对照管，10 min 后加入 0.1 mL 10% NaCl 溶液，混匀后静置 3 h，不稳定的胶体金将发生聚沉，胶体金溶液颜色未发生变化仍保持酒红色的抗体用量即为标记抗体的最适用量。

4. 免疫胶体金的制备　取 20 mL 配制好的胶体金溶液于 50 mL 锥形瓶中，一般调节胶体金的 OD_{525} 为 0.4～0.6。

加入 480 μL 2% K_2CO_3 调 pH，加入 1.8 mL 稀释至 1 mg/mL 的羊抗鼠 IgG，室温下连续搅拌 30 min。

逐滴加入配制好的 10% BSA 1.6 mL，室温下连续搅拌 30 min。逐滴加入配制好的 10% PEG-4000 1.6 mL，室温下连续搅拌 30 min。分装，12 000 r/min 4 ℃离心 30 min。

小心移取上清，用 10 mmol/L Tris-HCl 缓冲液（pH 8.0）洗涤 2 次，将未标记的蛋白洗涤掉。最后一次 1 000 r/min 低速离心 30 min，去掉大的聚沉的胶体金纳米颗粒，用 2 mL 10 mmol/L Tris-HCl 缓冲液（pH 8.0）重悬并置于 4 ℃冰箱保存。如果长期保存，可以加入 0.05% 叠氮钠和 1% BSA 作为保护稳定剂。标记后的免疫胶体金体积相对增加，吸收峰发生红移。

📝 实验结果

1. 优化后稳定 1 mL 胶体金溶液为酒红色的最低抗体用量。

2. 测定胶体金纳米颗粒的最大吸收峰波长，根据相关资料估测合成胶体金的粒径大小。

📝 注意事项

1. 确定标记蛋白质的最低用量后，在实际实验中，可适当增加 10%～20% 的用量以确保稳定。

2. 在胶体金标记蛋白标记的各操作步骤中，需注意所有溶液中均不可含杂质微粒，可选用高速离心或微孔滤膜进行预处理，实验过程中用到的所有玻璃容器需保持清洁，最好用王水或者强酸浸泡。

3. 胶体金对蛋白的吸附主要取决于 pH，在接近蛋白质的等电点或偏碱的条件下，由于静电作用，两者容易形成牢固的结合物。胶体金的 pH 低于蛋白质的等电点时，则会聚集而失去结合能力。此外，胶体金纳米颗粒的大小、离子强度和蛋白质的分子质量等都会影响胶体金与蛋白质的结合。

4. 由于盐类成分影响胶体金溶液对蛋白质的吸附，并可使溶液聚沉，故致敏前应先对低离子强度的水透析。一般情况下应避免磷酸根离子和硼酸根离子的存在，因为它们都可吸附于颗粒表面而减弱胶体金对蛋白质的吸附。

课后思考

1. 胶体金的粒径大小与胶体金溶液颜色存在怎样的对应关系?

2. 胶体金吸附抗体蛋白起到的作用力主要有哪些?

3. 免疫胶体金技术的主要优缺点各有哪些?

免疫印迹试验

实验目的

1. 掌握免疫印迹试验的原理。
2. 掌握免疫印迹试验的操作流程和技术要点。
3. 掌握免疫印迹试验结果的判定标准和优缺点。

课前预习

免疫印迹试验（immunoblotting test，IBT）是一种将凝胶电泳技术和免疫化学分析相结合的检测技术，主要用以检测目标靶蛋白的特性、表达与分布。免疫印迹试验与早前英国人 Southern 建立的检测核酸的印迹方法 Southern blot 类似，故又称为 Western blot 技术。

Western blot 技术是检测蛋白质特性、表达与分布的一种最常用的方法，具有分析容量大、分辨率高、免疫分析灵敏度高和特异性强等特点，广泛应用于生物化学、分子生物学、免疫学和医学等领域。

典型的免疫印迹试验包括 3 个步骤：

(1) 蛋白质的电泳分离　SDS-PAGE 是最常用的凝胶电泳技术。蛋白样品经 SDS 处理后带负电荷，在聚丙烯酰胺凝胶中自负极向正极移动，分子质量越小，移动速度越快。此阶段分离效果肉眼不可见，只有在染色后才能显出电泳条带。

(2) 电转移阶段　将电泳后凝胶上的蛋白质转移到硝酸纤维素膜等固相膜上，选用非特异性、非反应活性分子封闭固相膜上未吸附的蛋白质区域。此阶段分离的蛋白质条带肉眼仍不可见。

(3) 免疫学检测　主要依赖抗原抗体的特异性。将印有蛋白条带的固相膜分别与特异性一抗和酶标二抗作用，随后加入能形成显色物的酶反应底物，使蛋白条带显色，此时阳性反应的蛋白条带可清晰显示。根据印迹在固相膜上的分子质量标准，可以确定阳性反应条带的分子质量，并进行分析（图 12-1）。

实验原理

蛋白样品在凝胶上进行电泳分离后，获得根据蛋白分子质量的大小区分的相对单一的蛋白条带。将电泳后有目标蛋白的凝胶与基质膜，如硝酸纤维素膜（NC 膜）、聚偏氟乙烯膜

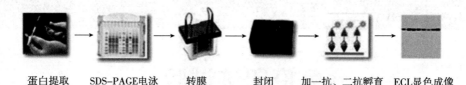

| 蛋白提取 | SDS-PAGE电泳 | 转膜 | 封闭 | 加一抗、二抗孵育 | ECL显色成像 |

图 12-1 免疫印迹试验流程

（PVDF 膜）等紧密相贴，采用转移电泳技术，将凝胶中的蛋白转移到固相载体上。固相载体能以非共价键形式吸附目标蛋白，且能保持蛋白质类型及生物学活性不变。

以固相载体上吸附的蛋白作为抗原，选择与之相应的抗体（一抗）进行抗原抗体反应，反应后的产物再与辣根过氧化物酶（HRP）或荧光等标记的二抗结合，利用化学发光剂、荧光激发等手段对底物进行显色，并对显色后的特异性蛋白进行检测和分析。

实验材料、用具、仪器与试剂

1. 实验材料 小鼠肝组织（待测样品）、小鼠 β-actin 单克隆抗体（一抗）、辣根过氧化物酶（HRP）标记的羊抗小鼠 IgG 抗体（二抗）。

2. 实验用具 NC 膜或 PVDF 膜、滤纸、滴管或微量移液器、X 胶片、暗盒等。

3. 实验仪器 垂直电泳仪、转印电泳仪、水平摇床、冰箱等。

4. 实验试剂

(1) 分离胶缓冲液（1.5 mol/L Tris-HCl，pH 8.8） 181.71 g Tris 溶解于 800 mL 双蒸水中，用 HCl 调整 pH 至 8.8，用双蒸水定容到 1 L。

(2) 浓缩胶缓冲液（1.0 mol/L Tris-HCl，pH 6.8） 121.0 g Tris 溶解于 800 mL 双蒸水中，用 HCl 调整 pH 至 6.8，用双蒸水定容到 1 L。

(3) 5×SDS-PAGE 上样缓冲液 分别加入 0.5 mol/L Tris-HCl（pH 6.8）2.5 mL、二硫叔糖醇（DTT）0.39 g、SDS 0.5 g、溴酚蓝 0.025 g、甘油 2.5 mL 于烧杯中，混匀后分装于 1.5 mL 的离心管中，4 ℃ 保存。

(4) 5×Tris-甘氨酸缓冲液 分别将 Tris 15 g、甘氨酸 72 g、SDS 5 g 加入 800 mL 双蒸水中溶解，后加双蒸水定容至 1 L。

(5) 转膜缓冲液 Tris 5.8 g、甘氨酸 2.9 g、甲醇 200 mL，用双蒸水溶解并定容至 1 L。

(6) 磷酸盐缓冲液（PBS） NaCl 8 g、KCl 0.2 g、Na_2HPO_4 1.44 g、KH_2PO_4 0.24 g，在 800 mL 蒸馏水中溶解后，用 HCl 溶液调节 pH 至 7.2~7.4，加水定容至 1 L，室温保存备用。

(7) 0.05 mol/L TBS 缓冲液（pH 7.4） Tris 12.1 g、NaCl 17.5 g，加蒸馏水 1 500 mL，磁性搅拌下滴加浓 HCl（一般为 10%）至 pH 为 7.4，再加蒸馏水至 2 000 mL。

(8) 封闭液 用 PBS 溶液配制的 5% 脱脂奶粉液。

(9) 其他试剂 脱脂奶粉、Tween-20、蛋白 Marker、四甲基乙二胺（TEMED）、30% 丙烯酰胺、10% 十二烷基硫酸钠（SDS）溶液、ECL 发光液、显影液、定影液、10% 过硫酸铵溶液等。

实验方法

1. 蛋白提取　原始样品可为细胞、组织、培养上清液、免疫沉淀或亲和纯化的蛋白。采用蛋白提取试剂盒提取样品总蛋白，BCA 法测定蛋白提取液中蛋白含量。计算含 $50~\mu g$ 蛋白的溶液体积，确定上样量。取出上样样品至 0.5 mL 离心管中，向上述蛋白样品中加入 1/4 体积的 5×SDS-PAGE 上样缓冲液，混匀。上样前将样品置于沸水中煮 5 min 使蛋白变性。蛋白上样体积一般不超过 15 μL，必要时可适当增加上样量。

2. SDS-PAGE 电泳　根据目的蛋白的分子质量大小选择合适的凝胶浓度，通常分离胶浓度为 12%，浓缩胶浓度为 5%（表 12-1）。将密封用硅胶框置于平玻璃上，然后使凹型玻璃和平玻璃重叠，将两块玻璃竖立起来使底端与桌面接触，用手将两块玻璃夹紧放入电泳槽内，然后插入斜插板到适中程度，夹紧玻璃，即可灌胶。将配制的凝胶液沿长玻璃内面的凝胶腔用滴管或微量移液器缓缓滴入，过程中避免滴入的凝胶液产生气泡。将凝胶液加至距凹型玻璃板上沿约 2 cm 处停止。用滴管或微量移液器缓缓注入少量水或无水乙醇进行封胶，室温静置 30~40 min。

表 12-1　不同浓度的 SDS-PAGE 分离胶最佳蛋白分离范围

SDS-PAGE 分离胶浓度	蛋白最佳分离范围
6%	50~150 ku
8%	30~90 ku
10%	20~80 ku
12%	12~60 ku
15%	10~40 ku

待分离胶聚合后，用滤纸条轻轻吸去分离胶上层的水或无水乙醇。用滴管或微量移液器小心将浓缩胶加至分离胶的上面，并插入样品模子。待浓缩胶聚合后，小心拔出样品模子，用手夹稳两块玻璃板，上提斜插板使其松开，然后取下玻璃胶室，去掉密封用硅胶框，再将玻璃胶室凹面朝里放入电泳槽，插入斜插板后将 1×Tris-甘氨酸缓冲液加至没过内槽玻璃凹面，外槽 1×Tris-甘氨酸缓冲液加至距平玻璃上沿约 3 cm 处即可，其间避免电泳槽内产生气泡。

依次将样品加到各样品槽内，加样完毕后与垂直电泳仪连接，打开垂直电泳仪开关，样品进胶前电泳仪电流控制在 15~20 mA；样品中溴酚蓝指示剂到达分离胶之后将电流调到 30~45 mA，电泳过程始终保持电流恒定不变。

当溴酚蓝指示剂迁移到距前沿 1~2 cm 处时停止电泳。切断垂直电泳仪电源，取出凝胶用于考马斯亮蓝染色或转膜。

3. 转膜　转移膜的选择是影响免疫印迹试验的重要因素。转膜前应依据被转移蛋白的特性及蛋白分子大小等因素，选择材质、孔径和规格等方面合适的转移膜。用于 Western blot 的转移膜主要有两种：硝酸纤维素膜（NC 膜）和 PVDF 膜。

NC 膜是用于蛋白免疫印迹试验的标准固相支持物，在低离子转膜缓冲液的条件下，大多数带负电荷的蛋白质会通过与 NC 膜发生疏水作用而高亲和力地结合在一起。在非离子型去污剂作用下，结合的蛋白可被充分地洗脱下来。依据目标蛋白分子质量的大小，需要选择不同孔径的 NC 膜或 PVDF 膜。NC 膜或 PVDF 膜的孔径越小，膜与低分子质量的蛋白结合就越牢固。转印膜通常用 0.45 μm 和 0.2 μm 两种规格的 NC 膜。大于 20 ku 的蛋白可使用 0.45 μm 的膜，小于 20 ku 的蛋白可使用 0.2 μm 的膜。相比于 NC 膜，PVDF 膜具有良好的灵敏度、分辨率和蛋白亲和力，非常适合低分子质量蛋白质的检测。注意，PVDF 膜在使用前，需在纯甲醇中浸泡 30 s。

蛋白质常用的转移方法主要有两种：槽式湿转移和半干转移。槽式湿转移操作简单，转移效率高；而半干转移所用的缓冲液较少。

槽式湿转移的操作步骤为：将胶浸于转膜缓冲液中平衡约 10 min。依据胶的大小剪取 1 片 NC 膜和 6 片滤纸，放入转膜缓冲液中平衡约 10 min。如用 PVDF 膜，需在临用前用甲醇预处理 30 s，以活化 PVDF 膜上面的正电基团，使它更容易与带负电荷的蛋白质结合。由下而上按照海绵、滤纸、蛋白胶、转移膜、滤纸和海绵的顺序依次放置，每层放置后充分赶尽气泡，以避免破坏转移膜质量（图 12-2）。

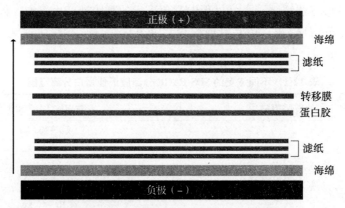

图 12-2　槽式湿转移法转移膜装置放置顺序

将转移槽置于冰浴中，加转膜缓冲液，插上电极，100 V 恒压（电流约为 300 mA）电泳 60～90 min，也可在 15～20 mA 条件下转膜过夜。具体的转膜时间要依据目的蛋白的大小而定，目的蛋白的分子质量越大，所需的转膜时间越长；目的蛋白的分子质量越小，需要的转膜时间越短。转膜结束后，切断电源，取出转移膜。一般可根据转移膜上预染彩色蛋白 Marker 初步判断转膜效果，也可用丽春红对转移膜上蛋白条带进行染色，判断转膜效果。

4. 免疫杂交与显色　用 TBS 缓冲液洗膜 3 次，每次约 5 min，将膜置于封闭液中在室温环境下摇动封闭 1 h。在封闭后的膜中加入稀释度合适的特异性一抗，室温摇动孵育 1～2 h或在 4 ℃ 环境中过夜。用 TBS 缓冲液洗膜 3 次，每次约 5 min。加入稀释度合适的碱性磷酸酶（AP）或辣根过氧化物酶（HRP）标记的二抗，室温摇动孵育 1 h。用 TBS 缓冲液洗膜 3 次，每次 5 min。根据实验目的选择相应的显色法或发光法进行蛋白检测。

✓ 实验结果

根据免疫印迹蛋白条带结果，定性分析目的蛋白的表达，并用灰度值分析软件分析目的蛋白相对表达量，比较不同处理组间目的蛋白的表达差异。

注意事项

1. 实验样品孔与各对照孔所加总蛋白含量要相等。
2. 为达到较好的凝胶聚合效果，缓冲液的 pH 要准确。
3. 未聚合的丙烯酰胺或 N,N'-亚甲基双丙烯酰胺具有一定的神经毒性，可通过皮肤和呼吸道途径吸收，应注意做好防护。
4. 不同蛋白所对应的一抗和二抗的稀释度以及转膜时间要经过预实验，以确定最佳条件。

课后思考

1. 影响 SDS-PAGE 电泳效果的因素有哪些？如何改进？

2. NC 膜和 PVDF 膜的优缺点分别有哪些？

3. 电泳转移过程中需要注意的事项有哪些？

4. 列举常用的二抗标记方式及成像手段。

5. 抗体检测阶段影响免疫印迹结果的因素有哪些？如何解决？

免疫共沉淀试验

实验目的

1. 掌握免疫共沉淀试验的原理及操作要点。
2. 了解并分析免疫共沉淀试验中的常见问题。
3. 了解免疫学技术在蛋白质学研究中的应用。

课前预习

蛋白质是生命活动的执行者和体现者。蛋白质间的相互作用控制着各种重要的细胞活动事件，如细胞的增殖、分化和死亡。蛋白质相互作用，可改变蛋白质的底物特异性、催化活性以及其他基因的表达等。因此，只有蛋白质间的相互作用能顺利进行，细胞的正常生命活动才有保障。蛋白质间的互作具有重大的意义，其检测方法不断发展和更替，备受研究者的重视，如蛋白质亲和层析（protein affinity chromatography）、免疫沉淀（immunoprecipitation）、噬菌体展示（phage display）、双杂交系统（two-hybrid system）以及表面胞质团共振（surface plasmon resonance）等。通过多种方法联合使用所得出的蛋白质间相互作用的结论更为可靠。

免疫共沉淀是利用抗原和抗体的特异性结合，以及细菌的 A 或 G 蛋白能特异性地结合到免疫球蛋白（Ig）的 Fc 片段的现象而开发出来的方法，目前已成为验证天然结合蛋白活性的一种主要手段，常用于测定两种目标蛋白是否在体内结合，也可用于找到与某种蛋白质互作的蛋白。

实验原理

在组织匀浆缓冲液中加入抗蛋白 X 的抗体，孵育后再加入与抗体特异结合的 A 或 G 蛋白（预先结合于琼脂糖珠上），若细胞中有与蛋白 X 结合的目的蛋白 Y，就可形成复合物——目的蛋白 Y-蛋白 X-抗蛋白 X 抗体-A 或 G 蛋白，经变性聚丙烯酰胺凝胶电泳，复合物又被分开。然后经免疫印迹或质谱检测目的蛋白 Y。

📝 实验材料、用具、仪器与试剂

1. 实验材料 G 蛋白琼脂糖珠、鼠抗卵泡抑素（FS）（本实验中的蛋白 X）的单克隆抗体、兔抗 Act A（本实验中的蛋白 Y）的多克隆抗体、羊抗兔 IgG 抗体。

2. 实验用具 微量移液器、杂交袋、PVDF 膜、平皿等。

3. 实验仪器 高速分散匀浆器、离心机、电泳仪等。

4. 实验试剂

(1) 组织匀浆缓冲液 内含 150 mmol/L NaCl、50 mmol/L Tris-HCl（pH 7.5）、1 mmol/L 苯甲磺酰基氟化物（PMSF）、4 μg/mL 亮肽素、1 μg/mL 抑肽酶。

(2) PBS 缓冲液（pH 7.2） NaCl 8 g、KCl 0.2 g、Na_2HPO_4 1.44 g、KH_2PO_4 0.24 g，在 800 mL 蒸馏水中溶解后，用 HCl 溶液调节 pH 至 7.2，加水定容至 1 L，1.05 kg/cm² 高压蒸汽灭菌 20 min，室温保存备用。

(3) 含 0.2% Tween-20 的 PBS 缓冲液 临用前在 PBS 缓冲液中加 Tween-20 至浓度为 0.2%。

(4) 2×SDS 上样缓冲液 10 mmol/L Tris-HCl（pH 6.8）、200 mmol/L DTT、4% SDS、0.2% 溴酚蓝、20% 甘油。

(5) 其他试剂 苯甲磺酰基氟化物（phenyl methyl sulfonyl fluoride，PMSF）、亮肽素、抑肽酶、二硫苏糖醇（DTT）、DAB 显色液、5% 脱脂乳等。

📝 实验方法

1. G 蛋白琼脂糖珠的预处理 取 3 份 20 μL G 蛋白琼脂糖珠，用适量组织匀浆缓冲液洗 3 次，每次洗后 3 000 r/min 离心 3 min。

2. 组织裂解、除杂 在冰浴中采用高速分散匀浆器制备组织匀浆，在 4 ℃下，2 500 r/min 离心 10 min。收集上清，在 4 ℃下，15 000 r/min 离心 20 min。收集上清，按 20 μL/L 在回收的组织上清中加入 G 蛋白凝胶，在 4 ℃下，旋转混合 60 min，以除去组织中可与 G 蛋白特异性或非特异性结合的蛋白，降低背景。在 4 ℃下，2 000 r/min 离心 5 min。收集上清。

3. 免疫沉淀 取 1 mL 上清（约 5 mg/mL），加入 2 μg 鼠抗 FS 单克隆抗体，于 4 ℃缓慢摇晃 1~2 h 或孵育过夜。然后将预处理过的 20 μL G 蛋白琼脂糖珠加到和鼠抗 FS 单克隆抗体孵育过夜的组织匀浆缓冲液中，4 ℃缓慢摇晃孵育 0.5~4 h，使鼠抗 FS 单克隆抗体与 G 蛋白琼脂糖珠偶联。免疫沉淀反应后，在 4 ℃下，3 000 r/min 离心 3 min，将琼脂糖珠离心至管底，将上清小心吸去，琼脂糖珠用 1 mL PBS 缓冲液（pH 7.2）洗 3~4 次。

4. SDS-PAGE 在免疫共沉淀产物中加入 2×SDS 上样缓冲液，沸水煮 5 min，制胶，上样，用 SDS-PAGE 分析。

5. 免疫印迹分析 将 SDS-PAGE 电泳后的胶通过电转印至 PVDF 膜，用 20 mL 5% 脱脂乳室温封闭 2 h 后，将膜移入杂交袋中，加入 1 mL 兔抗 Act A 的多克隆抗体，用封口机封口，于 4 ℃反应过夜。将杂交过夜的 PVDF 膜用含 0.2% Tween-20 的 PBS 缓冲液洗 3

次，每次 5～10 min。将膜移入新的杂交袋中，加入 1∶1 000 稀释的羊抗兔 IgG 抗体 1 mL，室温反应 3～4 h。

用含 0.2% Tween-20 的 PBS 缓冲液洗膜 3 次，每次 5～10 min。将洗后的膜放在平皿中，加入 DAB 显色液 1 mL，室温反应 5～10 min。出现明显的显色带后，再用 PBS 缓冲液洗。

实验结果

根据免疫共沉淀试验和免疫印迹试验结果判断卵泡抑素（FS）和 Act A 之间是否存在相互作用。

注意事项

1. 在冰浴中采用高速分散匀浆器制备组织匀浆，以防止过热引起蛋白质变性。

2. 太多抗体易导致非特异性结合。为避免高背景，抗体的用量可通过预实验确定，尽量使用更少的抗体。

3. 琼脂糖珠用组织匀浆缓冲液预处理能有效减少高背景。琼脂糖珠数量太多也易导致蛋白与抗体的非特异性结合。为避免高背景，可尝试减少琼脂糖珠数量。

课后思考

1. 分析免疫共沉淀试验中高背景的存在原因及其解决方法。

2. 若通过免疫共沉淀试验未检测到目的蛋白，可能有哪些原因？试提出解决的方法。

酶联免疫吸附试验

实验目的

1. 掌握酶联免疫吸附试验的基本原理。
2. 以间接法酶联免疫吸附试验测定抗血清的效价为例，掌握酶联免疫吸附试验的操作方法及其技术要领。

课前预习

酶联免疫吸附试验（enzyme linked immunosorbent assay，ELISA），是根据抗原与抗体的特异性反应设计的检测抗原或抗体的试验技术，并通过特定的酶标记抗原或抗体，以加入酶底物发生颜色变化的形式来间接反应待测物质的含量。1971 年，Engvall 和 Perlman 首次发表了采用该方法定量测定 IgG 的文章，使从 1966 年开始用于抗原定位的酶标抗体技术发展成液体标本中微量物质的定量测定方法。

酶标记的方法分为直接法和间接法。直接法是将酶标记在抗原的特异性抗体（一抗）上，特异性比较好；间接法是将酶标记在与一抗特异性结合的分子（一般称为二抗）上，如酶标记的羊抗鼠 IgG，可以和来源于小鼠的抗体（一抗）的恒定区特异性结合，这类二抗通用性好，不受抗原来源的限制，而且灵敏度高。

在 ELISA 中常用的酶有辣根过氧化物酶（horseradish peroxidase，HRP）和碱性磷酸酯酶（alkaline phosphatase，AP）。HRP 催化如下反应：$DH_2 + H_2O_2 \rightarrow D + 2H_2O$。3,3,5,5-四甲基联苯胺（TMB）是一种新型安全的色原试剂。与传统的色原试剂——联苯胺和邻苯二胺（O-phenylenediamine，OPD）等比较，TMB 具有检测灵敏度高和稳定性好等优点，而且使用安全。目前，TMB 已逐步取代强致癌物联苯胺和联苯胺衍生物，应用于临床化验、刑事侦破、法医检测和环境检测等领域。作为过氧化物酶的新底物，TMB 在 ELISA 中获得了广泛应用。在过氧化物酶的作用下，TMB 的产物呈现蓝色，用 2 mol/L 硫酸终止酶反应后呈黄色，在 450 nm 处有最大吸收值，可用酶标仪进行检测。由于酶的催化频率很高，故可极大地放大反应效果，从而使测定方法达到很高的敏感度。

经免疫过的动物血清中含有针对免疫原（抗原）的多克隆抗体，一般称为抗血清（antiserum）。高效价、高特异性的抗血清具有广泛的用途。抗血清效价的测定一般采用间接法 ELISA，加入底物显色后，呈现阳性反应的抗体的最高稀释倍数即为抗血清的效价。这是一种半定量测定，可以根据抗体效价的高低判定血清中特异性抗体的浓度，也用于监测疫苗免疫后抗体升高的情况。

ELISA 是酶免疫测定技术中应用最广泛的技术，既可用于测定抗原，又可用于测定抗体。该法适于测定细胞培养上清、血清、血浆及组织液中的样本，干扰小，可测到每毫升纳克水平的细胞因子（或受体）。在该测定方法中，要用到 3 种必要的试剂：①固相的抗原或抗体；②酶标记的抗原或抗体；③酶作用的底物。根据试剂来源和标本性状以及检测所具备的条件，可设计出不同类型的检测方法。常用的 ELISA 法有双抗体夹心法和间接法。双抗体夹心法用于检测大分子抗原，适用于检测两个或两个以上抗原决定簇的多价抗原。间接法ELISA 可用于测定特异抗体。

实验原理

将已知的抗原或抗体吸附在固相载体（聚苯乙烯微量反应板）表面，使酶标记的抗原或抗体在固相表面进行反应，形成抗原-抗体复合物，用洗涤法将液相中的游离成分洗除，然后通过酶催化底物产生颜色反应（底物被催化水解、氧化或还原），产物的量与标本中受检物质的量直接相关，因此可根据颜色反应的深浅进行定性或定量分析。

实验材料、用具、仪器与试剂

1. 实验材料 未免疫的小鼠血清（阴性对照）、鼠抗牛血清白蛋白抗体（阳性对照）、待检鼠抗牛血清白蛋白抗体（待检抗血清）、HRP 标记的羊抗鼠 IgG 抗体。

2. 实验用具 96 孔酶标板、微量移液器、枪头、多道移液器、洗瓶、吸水纸、一次性手套、保鲜膜等。

3. 实验仪器 酶标仪、37 ℃恒温培养箱。

4. 实验试剂

(1) 50 mmol/L 碳酸盐包被缓冲液（pH 9.6） Na_2CO_3 1.59 g、$NaHCO_3$ 2.93 g，用蒸馏水溶解并定容至 1 L，调节 pH 至 9.6。

(2) PBS 缓冲液（pH 7.4） NaCl 8.5 g、$Na_2HPO_4 \cdot 12H_2O$ 2.85 g 或 $Na_2HPO_4 \cdot 2H_2O$ 1.13 g、KCl 0.2 g、KH_2PO_4 0.27 g，用蒸馏水溶解并定容至 1 L，调节 pH 至 7.4。

(3) PBST 缓冲液（pH 7.4） 在每升 PBS 缓冲液中加 0.5 mL Tween-20。

(4) 封闭液 脱脂奶粉 5 g，用 PBS 缓冲液（pH 7.4）溶解并定容至 100 mL。现配现用。

(5) 其他试剂 牛血清白蛋白（bovine serum albumin，BSA）、脱脂奶粉、3,3,5,5-四甲基联苯胺（TMB 底物）、H_2SO_4 等。

实验方法

1. 抗原包被 在 96 孔酶标板中，用多道移液器按 100 μL/孔加入用碳酸盐包被缓冲液稀释好的 10 μg/mL 抗原（BSA），包上保鲜膜，37 ℃保温 0.5～1 h 或 4 ℃过夜。取出 96 孔酶标板，甩干后以 PBST 缓冲液按 200 μL/孔洗涤 3 次，3 min/次。

2. 封闭　弃去包被液，每个小孔按 200 μL/孔加满封闭液，37 ℃ 保温 1 h 或封闭过夜。取出 96 孔酶标板，弃去孔内液体，纸上拍干后按 200 μL/孔加满 PBST 缓冲液，在水平桌面上轻轻摇动，3 min 后弃去；再重复用 PBST 缓冲液洗涤 2 次后，甩净孔内液体，将板倒置于吸水纸上，吸干液体。

3. 一抗(待检抗血清)稀释　用 1.5 mL 离心管按图 14-1 稀释一抗（待检抗血清）。在第 1 个离心管中将待检抗血清先用 PBST 缓冲液稀释到一定倍数（如 1 000 倍），作为检测起始样品。再从第 1 管中取出 500 μL 加入已预先加有 500 μL PBST 缓冲液的第 2 个离心管中，换枪头，吹打 3～5 次混匀，并马上取 500 μL 加入下一个离心管中，依次稀释。

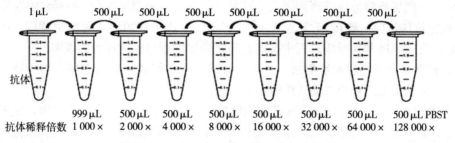

图 14-1　一抗（待检抗血清）稀释示意图

4. 加抗血清孵育　在 96 孔酶标板上各孔内加入 100 μL 不同稀释度的待检抗血清。分别用 PBST 缓冲液稀释 1 000 倍的未免疫的小鼠血清和鼠抗牛血清白蛋白抗体作阴性对照、阳性对照。如果没有未免疫的小鼠血清，可用不加血清的 PBST 缓冲液代替。每个样品的每个稀释度做 3 个重复，用保鲜膜包好，37 ℃ 孵育 0.5～1 h 或 4 ℃ 过夜。

5. 加二抗　弃去抗血清，用 PBST 缓冲液洗 96 孔酶标板 3～5 次，每次 3 min。将 HRP 标记的羊抗鼠 IgG 按说明书要求稀释到一定倍数（如 1 : 4 000），混匀后每孔加入 100 μL，37 ℃ 孵育 1 h。弃去反应物，用 PBST 缓冲液洗 96 孔酶标板 3～5 次，每次 3 min。

6. 加底物显色　每孔加入 TMB 底物溶液 50 μL，室温避光 10 min。

7. 加硫酸终止反应　按 50 μL/孔加入 2 mol/L H_2SO_4 终止反应。

8. 测定吸光度值　用酶标仪测定 96 孔酶标板中各孔 OD_{450}，分析试验结果。阴性孔目测为无色，在酶标仪上读数 OD_{450} 值小于 0.1。阳性孔目测为黄色，3 个重复的平均 OD_{450} 值大于 0.2，且为阴性对照 OD_{450} 值的 2 倍以上；若为 1.5～2.0 倍视为可疑，需要进一步确认。

实验结果

测定并记录本小组 96 孔酶标板中待检血清和阴性血清孔所对应的 OD_{450} 值，计算抗血清效价。

📝 注意事项

1. 如果制备 PBST 储备液，需加 0.2 g NaN₃。待测标本不可用 NaN₃ 防腐。PBST 储备液置 2~8 ℃保存，使用前应摇匀。从冷藏环境中取出的 PBST 储备液置室温平衡 30 min 后再使用，余者应及时封存于冰箱中以备后用。

2. 为防止保温过程中液体挥发，需要加保鲜膜或在板上加盖。

3. TMB 的显色反应一般在 37 ℃下维持 10 min。配好的底物溶液会慢慢变色，光照会加速反应，因此底物溶液应该现配现用，并避光保存。结果判定须在 10 min 内完成。

4. 抗原抗体反应一般在 37 ℃经 1~2 h 产物的生成可达顶峰，为加速反应，可在一定范围内提高反应温度并在反应过程中持续振荡来增加抗原与抗体接触的频率。

5. 孵育常采用温箱法和水浴法。其中，水浴法能较好地解决因受热不均所致的周围孔与中央孔结果的吸光度差异（即边缘效应）。

6. 若采用水浴法孵育，可将 96 孔酶标板置于水浴箱中，板底应贴着水面，使温度迅速平衡。为避免蒸发，可用塑料贴封纸覆盖板孔。若采用温箱法孵育，96 孔酶标板应用保鲜膜包好，或放在湿盒内。盒底垫湿纱布，最后将 96 孔酶标板放在湿纱布上。湿盒宜选用传热性良好的材料（如金属等）。孵育过程中每块 96 孔酶标板不能重叠放置，以防温度不均匀。

📝 课后思考

1. 根据间接法 ELISA 的基本原理，设计一种能够定量检测已知抗原浓度的方法。

2. 待检标本保存不当会有怎样的结果，为什么？

实验 15

免疫 PCR

实验目的

1. 掌握免疫 PCR 的原理。
2. 掌握免疫 PCR 的操作流程。
3. 了解生物素与亲和素之间的联系。
4. 了解 PCR 反应的程序设计和敏感性机制。

课前预习

利用抗原和抗体特异性结合的特点来验证抗原和抗体之间的存在及其位置是免疫学在示踪学上的重要应用。由此发展的用酶或同位素标记技术可使检测水平不断得到提升。

免疫学诊断方法的特点是使用极少的样本量及试剂量，就能快速地获得检测结果。在实际应用中可实时了解传染病发生和控制需采取的措施以及所需要的条件。目前应用最广泛的是标记诊断技术，而沉淀反应和凝集试验应用较少，这其中最具有代表性的诊断方法就是标记法中的酶联免疫吸附法（enzyme-linked immunosorbent assay，ELISA）。

ELISA 是免疫学诊断技术之一，属于标记技术范畴。其常用的方法是通过偶联技术使抗原（Ag）或抗体（Ab）连接在固相载体上。常用的固相载体为聚苯乙烯，蛋白质在 pH 9.6 的情况下可以很牢固地结合在聚苯乙烯上。通过抗原和抗体的反应，使得偶联在其上的氧化酶准确地降落在靶目标上，再通过催化底物产生的游离氧使得显色物质出现颜色，从而推测目标物质（抗原或抗体）是否存在。同样，也可利用这种示踪作用推测在相应位置是否存在相应的抗原，如免疫组织化学试验。在此过程中氧化酶催化产生的游离氧是不断产生的，随着时间的推移带动的显色反应会越来越强，直至达到肉眼可以分辨的程度，这是初级的放大。在实际应用中，还会再加入其他的放大系统来帮助这一连接反应达到更高的敏感度，常见的是生物素-亲和素系统（biotin-avidin system，BAS）。

生物素（biotin）是 B 族维生素中的一个成员，别名有维生素 H、维生素 B_7 等，是生物组织中常见的一类物质，动物类材料以卵黄中含量较高，经过羧基端改造后容易与抗体类等生物大分子结合，并可与卵清中的亲和素（avidin）结合。

亲和素是一种碱性蛋白质，存在于卵清中，稳定性较好，有一定的耐高温能力，并能抵抗多种蛋白水解酶的作用，与生物素结合后稳定性更好。亲和素具有 4 个相同的亚基，每个亲和素分子能与 4 个生物素分子结合，因此生物素与亲和素组成的生物素-亲和素系统具有多级放大作用，这个特性被使用到 ELISA 中，可提高操作的灵敏性。

聚合酶链式反应（polymerase chain reaction，PCR），为体外 DNA 扩增技术，是可以在体外将一个微量的基因进行数量级扩增至电泳可见的一种生物学技术。由酶、缓冲液、模板、引物和合成底物 dNTP 组成的系统，通过引物的特异性，可将特殊性的基因从检测样品中特异地扩增出来，特异性好，检测时间短。它可看作生物体外的特殊 DNA 复制。从放大机制来看，PCR 无疑是一个超级放大系统，因此可联合酶联免疫吸附试验来提高对微量抗原或抗体检测的可能性。

综上所述，利用以上 3 个放大体系构建的免疫检测技术的组成元素有以下 4 个：①抗原-生物素化抗体复合物；②抗原-生物素化抗体-亲和素复合物；③抗原-生物素化抗体-亲和素-生物素化 DNA；④PCR 扩增生物素化 DNA 部分。

实验原理

免疫 PCR 的原理是抗原和抗体的特异性结合、生物素与亲和素结合，以及构成免疫复合物上的 DNA 的扩增。首先，抗原和抗体特异性结合形成的免疫复合物是最根本的基础，决定了生物素与亲和素能否在其上结合。接着是生物素-亲和素的一级放大作用，使得被检测对象的质量提高 4 的整数倍。最后采用 PCR 进行检测，由 PCR 扩增产物的量来对抗原分子进行估计。

第 1 步中，待检样品的包被，通过聚苯乙烯的物理特点，在特定的条件下，如 pH 9.6，使得待检蛋白质与聚苯乙烯牢固结合；加入目标抗体，与酶标板上的抗原结合形成抗原-抗体复合物。第 2 步，加入蛋白 A-链亲和素（protein A-streptavidin）嵌合体（重组融合蛋白）。该嵌合体上的蛋白 A 部分与吸附在酶标板上抗原的抗体 IgG 结合。第 3 步，加入生物素化的 pUC19（质粒 DNA，biotin-pUC19），使生物素与链亲和素结合，最终使 pUC19 连接于固相。第 4 步，将酶标板上的 pUC19 质粒 DNA 送入 PCR 仪，经扩增后量达到数量级的提升，经电泳后通过目标片段的存在与否来判断样品中是否有预测的抗原。

实验材料、用具、仪器与试剂

1. 实验材料　M13 上游引物（M13F）（5′-TGTAAAACGACGGCCAGT-3′）、M13 下游引物（M13R）（5′-CAGGAAACAGCTATGACC-3′）、T3 引物（5′-CGAACGCCAGCACATGGACA-3′）、T7 引物（5′-TAATACGACTCACTATAGGG-3′）、明胶、鼠抗 BSA 单克隆抗体、链亲和素、变性鲑精子 DNA、噬菌粒 Bluescript skt、小牛血清白蛋白（BSA）等。

2. 实验用具　微量移液器、乳胶手套、微滴板、枪头等。

3. 实验仪器　PCR 仪、酶标仪、离心机、振荡仪、生化培养箱、冰箱等。

4. 实验试剂

（1）50 mmol/L 碳酸盐包被缓冲液（pH 9.6）　Na_2CO_3 1.59 g、$NaHCO_3$ 2.93 g，用蒸馏水溶解并定容至 1 L，调节 pH 至 9.6。

（2）PBS 缓冲液　NaCl 8.5 g、$Na_2HPO_4 \cdot 12H_2O$ 2.85 g 或 $Na_2HPO_4 \cdot 2H_2O$ 1.13 g、

KCl 0.2 g、KH_2PO_4 0.27 g，用蒸馏水溶解并定容至 1 L，调节 pH 至 7.4。

（3）PBST 缓冲液（pH 7.4）　在每升 PBS 缓冲液中加 0.5 mL Tween-20。

（4）0.05 mol/L TBS 缓冲液（pH7.4）　Tris12.1 g，NaCl 17.5 g，加蒸馏水 1 500 mL，磁性搅拌下滴加浓 HCl 溶液（一般为 10%）至 pH 为 7.4，再加蒸馏水至 2 000 mL。

（5）10 mmol/L Tris-HCl（pH 8.3）　称取 0.302 8 g Tris，加入 175 mL 双蒸水，放置转子，旋转混合溶解。然后用 10% HCl 溶液调节 pH 至 8.3，最后定容到 250 mL，0.45 μm 滤膜过滤后，转入试剂瓶中保存待用。

（6）其他试剂　KCl、$MgCl_2$、dNTP、*Taq* DNA 多聚酶等。

实验方法

1. 生物素化 DNA 的制备　以生物素标记的 M13 引物对噬菌粒 Bluescript skt 进行 PCR 扩增，制备目标为 280 bp 的 DNA 片段，即为生物素化 DNA。

2. 免疫吸附

（1）包被　以包被缓冲液倍比稀释样品。本实验为验证性实验，使用抗原为小牛血清白蛋白，按 45 μL/孔加至微滴板中，4 ℃过夜，用 PBST 缓冲液洗板 3 次，每次 5 min。

（2）封闭　每孔加 200 μL 含 4.5% 脱脂奶及 1 mg/mL 变性鲑精子 DNA、0.1 mmol/L EDTA、150 mmol/L NaCl 的 20 mmol/L Tris-HCl 溶液（pH 7.5）缓冲液，37 ℃孵育 80 min，用 PBST 缓冲液洗板 3 次，每次 5min。

（3）抗原和抗体反应　用 PBS 缓冲液按 1∶8 000 稀释鼠抗 BSA 单克隆抗体，每孔加 50 μL，室温（22 ℃）下放置 45 min，用 PBST 缓冲液洗板 15 次，每次 10 min，去除未结合的抗体分子。

（4）链亲和素-蛋白 A 结合反应　每孔加入 50 μL 用 PBS 缓冲液稀释的已与生物素-pUC19 结合的链亲和素-蛋白 A 嵌合体，室温（22 ℃）放置 50 min，使得嵌合体-pUC19 结合于固相的抗原-抗体复合物上，然后洗板 15 次，每次 10 min，再用无 NaN_3 的 TBS 缓冲液洗 3 次，即可将微滴板用于后面的 PCR 反应。

3. PCR　PCR 实验条件为：50 mmol/L KCl、10 mmol/L Tris-HCl（20 ℃，pH 8.3）、1.5 mmol/L $MgCl_2$、明胶（10 μg/mL）、0.8 mmol/L dNTP（0.2 mmol/L）、2 μmol/L 引物（每一引物 1 μmol/L）和 *Taq* DNA 多聚酶（50 IU/mL），或直接使用预混扩增液。

PCR 前，上述反应混合物在紫外线（UV）（254 nm）下照射 20 min，然后将其加入微滴板孔中，每孔 40 μL，在 PCR 仪上进行 PCR。PCR 反应程序为：起始变性 94 ℃ 5 min；变性 94 ℃ 5 min、58 ℃ 1 min、72 ℃ 1 min，30 个循环；延伸 72 ℃ 5 min。得到的 PCR 产物为特定的 261 bp 的片段。

实验结果

1. 记录 PCR 产物电泳图。

2. 根据实验结果，判断所检验的样品中有没有目标抗原。

✍ 注意事项

1. 微滴板的包被、洗涤、封闭及每个抗体的孵育时间。
2. PCR 操作过程中应无菌。

✍ 课后思考

1. 生物素标记的 DNA 有什么作用？

2. 实验操作过程中 BAS 的放大系统作用有哪些？

3. 为什么要使用单克隆抗体？

4. 整个实验的框架构成是什么？

实 验 16

血涂片的制作、 染色与观察

实验目的

1. 掌握血涂片的制备和染色方法。
2. 观察白细胞的正常形态。

课前预习

  骨髓是各种免疫细胞的发源地。淋巴细胞以及其他所有的血细胞都来源于骨髓中多能造血干细胞（hematopoietic stem cell，HSC）。HSC 赋予机体在整个生命过程中始终保持造血能力。HSC 分化为淋巴干细胞谱系和骨髓干细胞谱系。

  淋巴干细胞谱系进一步分化产生 T 淋巴细胞、B 淋巴细胞和自然杀伤细胞（natural killer cell，NK 细胞）。骨髓干细胞谱系则分化产生红细胞、单核细胞和各种粒细胞。单核细胞再进一步分化发育成巨噬细胞。

  淋巴细胞是免疫系统细胞的主要组成部分，如 T 淋巴细胞和 B 淋巴细胞等。淋巴细胞通过血液和淋巴管由中枢免疫器官运往外周免疫器官，并通过血液和淋巴循环几乎遍布全身各组织器官。机体的免疫系统对外来抗原进行识别与活化时，除了有淋巴细胞的参与外，还必须有许多非淋巴细胞的参与，红细胞、嗜酸性粒细胞、嗜碱性粒细胞、单核细胞、树突状细胞等均参与免疫应答，故也属于免疫细胞。

实验原理

  将一小滴血均匀涂在载玻片上，呈单层紧密分布，制成薄血涂片。用瑞氏染液进行染色。瑞氏染液是由酸性染料伊红和碱性染料亚甲蓝（美蓝）组成的复合染料，溶于甲醇，后解离为带正电的美蓝和带负电的伊红离子。细胞中的碱性物质，如红细胞（RBC）中的血红蛋白及嗜酸性粒细胞胞质中的嗜酸性颗粒等与酸性染料伊红结合而呈红色。细胞中的酸性物质，如淋巴细胞胞质以及嗜碱性粒细胞胞质中的嗜碱性颗粒等，与碱性染料美蓝结合而呈蓝色。中性粒细胞的中性颗粒呈等电状态，与伊红和美蓝均结合而呈淡紫红色。

实验材料、用具、仪器与试剂

1. 实验材料 新鲜血液。

2. 实验用具 擦镜纸、医用一次性采血针、酒精棉球、镊子、经脱脂洗净的载玻片、蜡笔、微量移液器、枪头等。

3. 实验仪器 光学显微镜。

4. 实验试剂

(1) 磷酸盐缓冲液（pH 6.4~6.8） KH_2PO_4 0.3g、Na_2HPO_4 0.2 g，加蒸馏水至 1 L，用磷酸溶液校正 pH。

(2) 瑞氏染液 瑞氏染料 1.0 g、甲醇 600 mL、甘油 15 mL。将全部染料放入清洁干燥的研钵中，先加少量甲醇慢慢研磨（至少 30 min），再加一些甲醇混匀，然后将溶解的部分导入洁净的棕色瓶中，再加入少许甲醇细研研钵内剩余的未溶解的染料，直至染料全部溶解。再加 15 mL 甘油密闭保存。

(3) 其他试剂 香柏油、二甲苯、甲醇、0.9%NaCl 溶液、蒸馏水等。

实验方法

1. 消毒与采血 按摩采血部位（人手的指腹），使血流通畅。采血前用酒精棉球消毒人手的指腹，干燥后用医用一次性采血针刺破指腹，使血液自然流出（第 1 滴血不要）。

取干净载玻片，让血滴在离载玻片一端中间 4~5 mm 处，注意手指持载玻片的边缘，不触及表面，也不能使载玻片接触取血部位的皮肤。

2. 推片 取一块边缘光滑的载玻片作推片，将其一端置于血滴前方，向后移动到接触血滴，使血液均匀分散。推片与载玻片成 30°~40°角，向另一端平稳推出（图 16-1）。

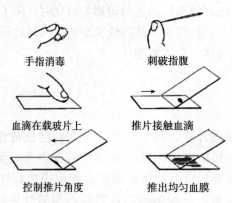

手指消毒　　　　刺破指腹

血滴在载玻片上　　　推片接触血滴

控制推片角度　　　推出均匀血膜

图 16-1　血涂片的制作

血涂片应呈舌状，含头、体、尾三部分，且清晰可见，所有血液必须在推片到达末端前用完。涂片推好后，迅速在空气中晃动，自然干燥。

3. 染色 用蜡笔在血膜两侧画两条线，防止染液外溢。然后将载玻片平置于染色架上，滴加瑞氏染液 5~8 滴，使其迅速盖满全部血膜，染 60 s。

滴加等量或稍多的磷酸盐缓冲液（pH 6.4～6.8）或蒸馏水与瑞氏染液混合，轻轻晃动载玻片，使染液充分混合，静置染色 10 min。

直接流水冲洗 3～5 min（切勿先倒掉染液），用吸水纸吸干，自然干燥后即可观察。

4. 血涂片的观察　先用低倍镜观察染色情况及细胞分布情况，再在油镜下根据各类细胞的特点进行分类计数（图 16-2）。

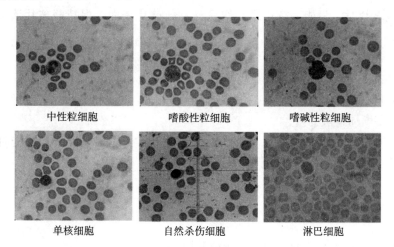

图 16-2　血涂片中的各种细胞

红细胞呈淡红色或粉红色，无核，圆形。红细胞为双凹形，因此边缘部分染色深，中心染色浅，直径 7～8 μm。

自然杀伤细胞直径为 10～16 μm，呈紫红色，圆形或椭圆形，也有不规则形。细胞核偏位，椭圆形、肾形或有切迹。染色质致密，块状，无核仁。细胞质中均含有紫红色的嗜天青颗粒。

淋巴细胞与红细胞大小相似，圆形，核致密，染成深紫色。周围仅一薄层嗜碱性染成淡蓝色的细胞质。

中性粒细胞略大于红细胞，细胞核被染成紫色分叶状，可分 1～5 叶，直径为 10～12 μm。

嗜酸性粒细胞略大于中性粒细胞，细胞核被染成紫色，通常为 2 叶，细胞质充满嗜酸性大圆颗粒，被染成鲜红色，直径为 10～15 μm。

嗜碱性粒细胞略小于嗜酸性粒细胞，细胞质中有大小不等被染成紫色的颗粒，颗粒数目较嗜酸性粒细胞少，核 1～2 叶，被染成淡蓝色。

单核细胞体积最大，细胞圆形，细胞质被染成灰蓝色。核呈肾形或马蹄形，染色略浅于淋巴细胞的核。直径为 14～20 μm。

实验结果

在油镜下观察红细胞、中性粒细胞、嗜酸性粒细胞、嗜碱性粒细胞、单核细胞、自然杀伤细胞、淋巴细胞，并分类计数。

注意事项

1. 清洗载玻片时，注意新的载玻片有游离碱质，需用 10% 盐酸浸泡 24 h，再用清水和蒸馏水清洗。

2. 使用载玻片时，只能手持边缘，切忌触及载玻片表面，保持载玻片清洁、干燥、无油腻。

3. 血涂片制好后，应立即固定染色，以免细胞溶解和发生退行性变化。

4. 血膜必须要干燥，以免染色过程中脱落。

5. 染色时间与染液浓度、室温、细胞数量等有关，染液浓度低、室温低、细胞多，则染色时间长或需增加染液的量。

6. 染液不可过少，以防止蒸发干燥后染料沉着于血涂片难以冲洗。冲洗时用流水将染液冲去，不能先倒掉染液，以免染料沉着于血涂片。

课后思考

1. 分析血涂片质量不佳的表现，并分析其原因。

2. 分析染色效果太蓝（或太红、太淡、染料沉积、有蓝色背景）的原因，给出纠正措施。

实验 17

小鼠脾单核细胞的分离

实验目的

1. 掌握小鼠脾单核细胞悬液的制备方法。
2. 掌握用密度梯度离心法分离小鼠脾单核细胞的方法。

课前预习

脾是人体最大的外周免疫器官，并不直接与淋巴系统相连。脾从血液循环中获取抗原，清除血源性病原体。淋巴细胞通过血管进入或离开脾。脾中 T 淋巴细胞约占 35%，B 淋巴细胞约占 55%，巨噬细胞约占 10%，是淋巴细胞居留和免疫应答产生的重要器官。

脾由皮质（白髓，white pulp）和髓质（红髓，red pulp）两部分组成，外面包有被膜。白髓结构紧密，含有大量 T 淋巴细胞和 B 淋巴细胞，是次级淋巴组织。当有抗原刺激时，来自血液循环的抗原及淋巴细胞经白髓边缘窦进入白髓淋巴组织。辅助性 T 淋巴细胞受到抗原刺激活化后进入淋巴滤泡，协助 T 淋巴细胞和 B 淋巴细胞发生免疫应答。红髓位于白髓周围，含有大量巨噬细胞，主要功能是清除衰老的红细胞、血小板和一些血源病原体，发挥过滤作用。

实验原理

脾是机体重要的免疫器官之一，含有大量淋巴细胞。动物体内不同细胞具有不同密度，红细胞相对密度约为 1.093，粒细胞相对密度约为 1.092，淋巴细胞相对密度为 1.074 ± 0.001。密度梯度离心法主要依据不同细胞相对密度的差异，通过使用相对密度介于两类细胞之间的细胞分离液对血液或细胞悬液进行离心，不同相对密度的血细胞分布于不同密度梯度的独立带中，从而达到分离目的（图 17-1）。本实验从脾单核细胞悬液中分离单核细胞。该方法同样适用于胸腺、淋巴结以及人外周血单核细胞的分离。通常使用商品化国产淋巴细胞分离液。

实验材料、用具、仪器与试剂

1. **实验材料** 胎牛血清（fetal bovine serum，FBS）、小鼠。

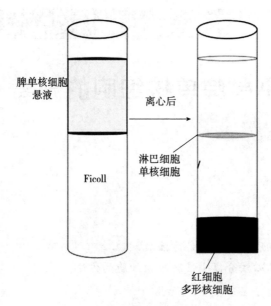

脾单核细胞悬液

Ficoll

离心后

淋巴细胞
单核细胞

红细胞
多形核细胞

图 17-1　密度梯度离心法从脾单核细胞悬液中分离单核细胞示意图

2. 实验用具　无菌小鼠解剖器具、70 μm 无菌细胞滤器、移液管、微量移液器、1 mL 注射器、一次性无菌塑料滴管、无菌 eppendorf 管、15 mL 和 50 mL 无菌离心管、无菌滴管、小鼠笼等。

3. 实验仪器　离心机、光学显微镜等。

4. 实验试剂

(1) 磷酸盐缓冲液（phosphate buffered saline，PBS）　NaCl 8 g、KCl 0.2 g、Na_2HPO_4 1.44 g、KH_2PO_4 0.24 g，在 800 mL 蒸馏水中溶解后，用 HCl 溶液调节 pH 至 7.2~7.4，加水定容至 1 L。

(2) MACS 缓冲液　在无菌 PBS 缓冲液中加入胎牛血清（FBS）使浓度为 2%，加 EDTA 使浓度为 5 mmol/L。

(3) 红细胞裂解液　NH_4Cl 8.29 g、$KHCO_3$ 1 g、EDTA-2Na 37.2 mg，加去离子水 800 mL 溶解，用盐酸调 pH 至 7.2，用去离子水定容至 1 L，以 0.22 μm 孔径的滤膜过滤，4 ℃保存。

(4) 细胞培养基　在 RPMI-1640 细胞培养基中加入终浓度为 10% 的胎牛血清（FBS，GIBCO）、1% 的青霉素和 1% 的链霉素（GIBCO）。

(5) 2%台盼蓝染色液　称取台盼蓝 4 g，加少许三蒸水反复研磨，用三蒸水定容至 100 mL，室温下，1 500 r/min 离心 10 min，取上清即为 4% 台盼蓝染色液。临用前用 1.8% NaCl 将 4% 台盼蓝染色液稀释为 2% 台盼蓝染色液。

(6) 其他试剂　淋巴细胞分离液（Histopaque®-1077，Sigma 或 Ficoll-Paque™PLUS，GE）等。

📖 实验方法

1. 取脾　采用颈椎脱臼法处死小鼠后，使用无菌小鼠解剖器具解剖小鼠，暴露腹部，扒开内脏后可见 3~4 cm 呈长条状的深红色脾组织。

2. 研磨脾　将 70 μm 无菌细胞滤器套在 50 mL 无菌离心管上，用少量 MACS 缓冲液润湿后，将新鲜分离的脾置于无菌细胞滤器中。用 1 mL 注射器的活塞将脾组织轻轻挤压研磨，直到仅剩纤维组织。其间，间歇性地加入 MACS 缓冲液以冲洗释放细胞。

3. 裂解红细胞　弃滤器，将 50 mL 无菌离心管放入离心机中，在 4 ℃下，1 500 r/min 离心 10 min 后弃上清。脾细胞在进行淋巴细胞计数或亚型分离前需去除红细胞（RBC）。胸腺和淋巴结细胞则不必去除红细胞。

使用红细胞裂解液裂解红细胞。每个脾加入 2 mL 红细胞裂解液（要达到最好效果，需使用新鲜配制的红细胞裂解液），室温孵育 30 s，间以摇动，孵育结束后立即加入至少 20 mL MACS 缓冲液终止反应。将离心管置于离心机中，在 4 ℃下，1 500 r/min 离心 10 min 后弃上清。

观察细胞沉淀颜色，应为乳白色或米色。注意红细胞裂解时间每次不宜过长。若细胞沉淀颜色仍为深红色，重复上述步骤再次进行红细胞裂解。

4. 密度梯度法离心分离单核细胞　在 15 mL 无菌离心管中加入 4 mL 预热至室温的淋巴细胞分离液（Histopaque®-1077），用 MACS 缓冲液洗细胞沉淀 2 次。弃上清，沉淀最后用 3 mL MACS 缓冲液重悬。用无菌滴管缓慢将细胞悬液加在淋巴细胞分离液之上。室温下，3 000 r/min 离心 20 min。离心结束后，在高密度溶液上方可见一层乳白细胞层。

用无菌滴管沿高密度层表面缓慢移动吸取细胞并转移入另一干净的 15 mL 无菌离心管中。加入 10 mL MACS 缓冲液后，在 4 ℃下，1 500 r/min 离心 10 min。注意，若后续实验要进行细胞培养，用细胞培养基代替 MACS 缓冲液清洗细胞。弃上清，再加入 10 mL MACS 缓冲液或细胞培养基，重复离心 1 次。

5. 活细胞染色计数　用 MACS 缓冲液或适当细胞培养基重悬细胞，以便进行下一步的实验操作。用台盼蓝染色液对细胞进行染色，记录活细胞的数量。经台盼蓝染色后的死细胞呈蓝色，活细胞不着色。

实验结果

对单核细胞进行台盼蓝染色，记录分离到的单核细胞活细胞数量。

注意事项

1. 红细胞裂解时间每次不宜过长。若细胞沉淀颜色仍为深红色，需重复裂解步骤，直至红细胞裂解。

2. 淋巴细胞分离液的密度与温度有关，离心前需将分离液预热至室温。因此，密度梯度离心前注意将细胞悬液和淋巴细胞分离液预热至室温。并且密度梯度离心过程中温度也要控制在室温，否则会导致活细胞沉入管底，密度界面上的活细胞损失。

3. 离心前将离心机的"brake"和"acceleration"都关掉或设为 0。密度梯度离心后注意吸取细胞的过程中要尽量少吸或不吸到高密度溶液。

4. 为了保持细胞活性，除要求室温的步骤外，所有操作尽量在冰上或 4 ℃进行。

📝 课后思考

1. 试述密度梯度离心法分离单核细胞的原理。

2. 试述台盼蓝染色的原理。

实验 18

免疫细胞的化学染色

实验目的

1. 掌握不同免疫细胞的常用染色方法。
2. 学习通过免疫细胞的染色特性鉴别细胞类型。
3. 了解免疫细胞化学染色的意义。

课前预习

细胞化学染色是一种在细胞形态学的基础上运用无机化学、有机化学或生物化学等技术研究细胞在发育、增殖分化过程中的主要化学成分的定位、定量及代谢功能状态的方法，是细胞形态学的重要组成部分。在病理情况下，免疫细胞的化学成分可能发生改变。细胞化学染色不仅能鉴别各种免疫细胞种类，研究免疫细胞的代谢活动和生理功能，而且对生理和病理情况下免疫细胞化学成分的变化、某些血液病的鉴别诊断、疾病的疗效观察，以及发病机制的探讨均有重要意义。

免疫细胞化学染色的基本要求是在原位显示细胞成分和结构，其过程一般包括固定、显示、复染等步骤。染色可显示细胞内糖原、脂类、蛋白质和铁等众多物质。

I. 碱性磷酸酶染色

实验原理

偶氮偶联法（Kaplow 法）用于对中性粒细胞的染色检查。在 pH $9.2 \sim 9.8$ 的碱性溶液环境中，中性粒细胞中存在的碱性磷酸酶能水解底物磷酸萘酚钠，生成 α-萘酚和磷酸钠，再以稳定的重氮盐和萘酚偶联生成不溶性的有色偶氮染料，沉淀定位于中性粒细胞胞质中。

实验材料、用具、仪器与试剂

1. **实验材料**　小鼠外周血。
2. **实验用具**　无菌小鼠解剖器具、1 mL 一次性注射器、载玻片、滤纸、一次性无菌塑料滴管、无菌 eppendorf 管、小鼠笼等。

3. 实验仪器 光学显微镜等。

4. 实验试剂

(1) 1∶9 福尔马林乙醇固定液 10 mL 40%甲醛溶液中加入 90 mL 无水乙醇，充分混合。

(2) 0.2 mol/L Tris 缓冲液（pH 9.2） Tris 2.43 g 溶于 100 mL 蒸馏水中，加浓盐酸 0.2 mL。

(3) α-磷酸萘酚钠溶液 100 mg α-磷酸萘酚钠溶于 100 mL 的 0.2 mol/L Tris 缓冲液（pH 9.2）中，混匀后 4℃保存。

(4) 染色工作液 取 α-磷酸萘酚钠溶液 1.5 mL 到试管内，于 37 ℃水温箱中预热 5 min，加固蓝 BB 盐 1.5 mg 混匀，临用时现配。

(5) 其他试剂 无水乙醇、Tris、浓盐酸、蒸馏水、固蓝 BB 盐（$C_{12}H_{10}N_2$）、中性红溶液等。

实验方法

1. 涂片、固定 取小鼠外周血，干燥涂片。滴加 1∶9 福尔马林乙醇固定液布满血膜，固定 5 s。流水冲洗，待干或滤纸吸干。

2. 染色、镜检 滴加染色工作液，于室温下染色 15～20 min。流水冲洗，待干。在中性红溶液中复染 3 min，流水充分冲洗，待干后置光学显微镜下检测。

3. 结果判定 阳性反应呈现蓝黑色颗粒状沉淀，定位在细胞质中。按碱性磷酸酶活性强弱，分为 5 级（0～Ⅳ级）：

0 级：细胞质呈原色，无颗粒。

Ⅰ级：细胞质呈浅灰色，阳性颗粒占细胞质面积的 25%～50%。

Ⅱ级：阳性颗粒占细胞质面积的 50%～75%。

Ⅲ级：阳性颗粒占细胞质面积的 75%～100%。

Ⅳ级：细胞质充满蓝黑色致密的阳性颗粒，占细胞质面积的 100%，甚至遮盖细胞核。

实验结果

记录本小组免疫细胞的碱性磷酸酶染色结果。

注意事项

1. 重氮盐以固蓝 BB 盐为最佳，其次是固蓝 B 盐、固蓝 RR 盐。

2. 重氮盐应适量，过量会导致染色失败，出现假阴性；量不足，则阳性反应较弱。

3. 染色工作液配好后应立即使用（5 min 以内）。

Ⅱ. 苏丹黑 B 染色

实验原理

苏丹黑 B 是一种脂溶性染料，能将细胞内的脂类显示出来，脂类呈棕黑色颗粒状，定位于细胞质中。

实验材料、用具、仪器与试剂

1. 实验材料　小鼠外周血。

2. 实验用具　无菌小鼠解剖器具、1 mL 一次性注射器、载玻片、滤纸、一次性无菌塑料滴管、无菌 eppendorf 管、小鼠笼等。

3. 实验仪器　水温箱、光学显微镜等。

4. 实验试剂

(1) 1：9 福尔马林乙醇固定液　10 mL 40％甲醛溶液中加入 90 mL 无水乙醇，充分混合。

(2) 苏丹黑 B 溶液　0.5 g 苏丹黑 B 粉加入 100 mL 70％乙醇中，充分溶解。

(3) 瑞氏染色液　瑞氏粉 1 g、吉姆萨粉 0.5 g、甘油 10 mL，加入 500 mL 甲醇中，充分溶解。

(4) 其他试剂　无水乙醇、苏丹黑 B 粉、蒸馏水等。

实验方法

1. 涂片、固定　取小鼠外周血，涂片，用 1：9 福尔马林乙醇固定液固定 5 s。流水冲洗，晾干。

2. 染色、镜检　在苏丹黑 B 溶液中于 37 ℃水温箱中孵育 1 h。流水冲洗，滤纸吸干。瑞氏染色液复染，流水冲洗，晾干后镜检。

3. 结果判定　阳性反应呈棕黑色颗粒状，定位于细胞质中。正常情况下，粒细胞系统除了早期原始粒细胞外，后阶段的细胞均呈现阳性反应；部分单核细胞为弱阳性反应，颗粒细小疏松，弥散分布；巨噬细胞可呈现不同程度的阳性反应；淋巴细胞、浆细胞、红细胞以及巨核细胞均呈现阴性反应。

实验结果

记录本小组免疫细胞的苏丹黑 B 染色的结果。

Ⅲ. 过氧化物酶染色（联苯胺法）

实验原理

当细胞中存在具有活性的过氧化物酶时，能分解底物 H_2O_2 释放新生态氧，最终将联苯胺氧化成为联苯胺蓝，联苯胺蓝与亚硝基铁氰化钠形成稳定的蓝色颗粒定位在细胞质中。

实验材料、用具、仪器与试剂

1. 实验材料　小鼠外周血。

2. 实验用具　无菌小鼠解剖器具、1 mL 一次性注射器、载玻片、滤纸、一次性无菌塑料滴管、无菌 eppendorf 管、小鼠笼等。

3. 实验仪器　光学显微镜等。

4. 实验试剂

(1) 联苯胺溶液　0.3 g 联苯胺溶于 99 mL 乙醇溶液（88％～95％）中，加 360 g/L 亚硝基铁氰化钠饱和溶液 1 mL，储存于棕色瓶中，可保存 8 个月。

(2) 稀过氧化氢　50 mL 蒸馏水中加 30％ H_2O_2 50 μL，临用前现配。

(3) 瑞氏染色液　瑞氏粉 1 g、吉姆萨粉 0.5 g、甘油 10 mL，加入 500 mL 甲醇中，充分溶解。

(4) 其他试剂　无水乙醇、联苯胺、H_2O_2、甲醇、蒸馏水等。

实验方法

1. 涂片、固定　取小鼠外周血干燥涂片，滴加联苯胺溶液 1 mL 布满涂片，作用 1 min，保留液体。

2. 染色、镜检　加等量稀过氧化氢混匀，染色 4～5 min，流水充分冲洗。瑞氏染色液复染 5～10 min，流水冲洗，待干后镜检。

3. 结果判定　阳性反应呈棕黑色至蓝黑色颗粒状，定位于细胞质中。正常人或动物粒细胞呈阳性，单核细胞呈现阴性或弱阳性，幼红细胞、浆细胞、巨核细胞和淋巴细胞呈现阴性。

实验结果

记录本小组免疫细胞的过氧化物酶染色（联苯胺法）结果。

注意事项

1. 稀过氧化氢易失效，最好临用时现配。

2. 稀过氧化氢的最适浓度为 50 mmol/L，浓度过高，会抑制过氧化物酶的活性。若涂片中成熟红细胞呈棕色或蓝绿色颗粒状阳性反应，而成熟中性粒细胞阳性较弱或无阳性颗粒，则表明过氧化氢浓度过高。

3. 联苯胺法不必预先固定血膜；固定了的血膜应尽快进行联苯胺染色，固定超过 48 h 后酶的活性会显著降低或消失。

Ⅳ. 过氧化物酶染色（氧化亚甲蓝-碘化钾法）

实验原理

细胞中的过氧化物酶作用于染料氧化亚甲蓝中的过氧键产生新生态氧，后者与碘化钾作用产生碘，碘与亚甲蓝等显色剂中的有效成分结合形成有色颗粒，定位于细胞质中。

实验材料、用具、仪器与试剂

1. 实验材料　小鼠骨髓或外周血。

2. 实验用具　无菌小鼠解剖器具、1 mL 一次性注射器、载玻片、滤纸、一次性无菌塑料滴管、无菌 eppendorf 管、小鼠笼等。

3. 实验仪器　光学显微镜等。

4. 实验试剂

(1) 1∶9 福尔马林乙醇固定液　10 mL 40% 甲醛溶液中加入 90 mL 的无水乙醇，充分混合。

(2) 67 mmol/L 磷酸盐缓冲液（pH 5.8）　NaCl 53.6 g、KCl 1.34 g、$Na_2HPO_4 \cdot 12H_2O$ 24 g 和 KH_2PO_4 1.6 g 溶于 800 mL 蒸馏水中，用 HCl 溶液调节 pH 至 5.8，用蒸馏水定容至 1 L。

(3) 碘化钾（KI）溶液　500 mg 碘化钾溶于 50 mL 蒸馏水中。

(4) 氧化亚甲蓝溶液　500 mg 亚甲蓝溶于 100 mL 50% 甲醇中，充分溶解后加 50 μL 30% H_2O_2。

(5) 染色工作液　取磷酸盐缓冲液 1 mL，加 KI 溶液 150 μL、氧化亚甲蓝溶液 300 μL（边滴边摇），临用时现配，2 h 内使用。

(6) 其他试剂　甲醛、无水乙醇、碘化钾、亚甲蓝（methylene blue，MB）、甲醇、H_2O_2、蒸馏水等。

实验方法

1. 涂片、固定 取小鼠骨髓涂片或外周血涂片、干燥，滴加 1：9 福尔马林乙醇固定液布满血膜，固定 30～60 s。流水冲洗，晾干或滤纸吸干。

2. 染色、镜检 滴加染色工作液于涂片上，染色 40～60 s 后，倾去染色液，滤纸吸干后镜检。

3. 结果判定 本法过氧化物酶阳性产物呈现棕色至棕黑色颗粒状沉淀，定位于细胞质中。正常情况下，中性粒细胞除早期原始粒细胞外，后阶段的细胞均呈现阳性反应；嗜酸性粒细胞反应最快，着色也最强；嗜碱性粒细胞呈现阴性反应。单核细胞系中部分细胞呈现弱阳性反应，颗粒细小疏松，弥散性分布；部分细胞可呈现阴性反应。巨噬细胞可呈现不同程度的阳性反应。淋巴细胞、浆细胞和红细胞均呈现阴性反应。

实验结果

记录本小组免疫细胞的过氧化物酶染色（氧化亚甲蓝-碘化钾法）结果。

注意事项

1. 过氧化物酶染色（氧化亚甲蓝-碘化钾法），可一步到位达到最佳的氧化成熟程度，以后再次配制过氧化物酶染色工作液时不必再加 H_2O_2。

2. 固定剂也可用 1：9 甲醛甲醇液或 4：3 甲醇乙醇液。

3. 本法在显示过氧化物酶的同时，细胞核能被染成浅红色，所以无须复染细胞核。

4. 若出现过氧化物酶反应结果较弱或着色较浅，可用染色工作液对涂片进行复染，以增强染色效果。

5. 该法中过氧化物酶染色的阳性颗粒易溶于水，应避免用水冲洗。

V. PAS 染色

实验原理

过碘酸希夫染色（periodic acid-Schiff stain，PAS 染色），又称糖原染色，主要用来检测细胞中的糖类。高碘酸能使细胞内多糖的乙二醇基（—CHOH—CHOH）氧化，形成二醛基（—CHO—CHO）。醛基能与希夫氏（Schiff）试剂中的无色品红结合生成紫红色的化合物，定位于细胞质中。反应的强弱程度与细胞内参与反应的乙二醇基的量成正比。

实验材料、用具、仪器与试剂

1. 实验材料　小鼠外周血。

2. 实验用具　无菌小鼠解剖器具、1 mL 一次性注射器、载玻片、滤纸、一次性无菌塑料滴管、无菌 eppendorf 管、小鼠笼等。

3. 实验仪器　光学显微镜等。

4. 实验试剂

（1）0.2 mol/L 醋酸钠溶液　2.72 g 醋酸钠溶于 100 mL 蒸馏水中。

（2）1 mol/L 盐酸　浓盐酸 8.5 mL、91.5 mL 蒸馏水，混匀。

（3）Carnoy 固定液　无水乙醇 60 mL、冰醋酸 10 mL、氯仿 30 mL，混匀。

（4）过碘酸溶液　过碘酸（$HIO_4 \cdot 2H_2O$）0.4 g、95％乙醇 35 mL、0.2 mol/L 醋酸钠溶液 5 mL、蒸馏水 10 mL，充分混匀后于棕色瓶中保存。

（5）Schiff 试剂　0.5 g 碱性品红加入 100 mL 沸腾蒸馏水中充分溶解，冷却至 50 ℃后过滤，加入 1 mol/L 盐酸溶液 10 mL，冷却至 25 ℃，加入 0.5 g 偏重亚硫酸钠，在室温中静置 24 h 后，密封，置冰箱中保存。

（6）苏木素染色液　2.5 g 苏木素、20 mL 无水乙醇、5 g 硫酸铝钾、330 mL 蒸馏水、250 mg 碘酸钠、150 mL 甘油、10 mL 冰醋酸。分别用无水乙醇溶解苏木素、蒸馏水溶解硫酸铝钾，然后两液混合后依次加入碘酸钠、甘油和冰醋酸。

（7）1％酸性乙醇分化液　1 mL 浓盐酸加入 99 mL 75％乙醇中，混匀。

（8）其他试剂　无水乙醇、浓盐酸、蒸馏水等。

实验方法

1. 涂片、固定　取小鼠外周血涂片并干燥，滴加 Carnoy 固定液固定 15 s。流水冲洗，滴加过碘酸溶液 1 mL，作用 10～15 min，流水冲洗，晾干。

2. 染色、镜检　滴加 Schiff 试剂 1 mL，作用 30 min。流水冲洗 5 min，样本置于苏木素染色液中，着色细胞核 1～2 min，随后用酸性乙醇分化液分化 2～5 s，用自来水充分冲洗10～15 min，晾干，镜检。

3. 结果判定　阳性反应呈红色至紫红色，定位于细胞质中，细胞核呈蓝色。正常情况下，原粒细胞多为阴性反应，早幼粒细胞至分叶粒细胞阳性反应逐渐增强，呈细颗粒状。单核细胞呈弱阳性反应，巨噬细胞呈较强的阳性反应，淋巴细胞多呈阴性反应。

实验结果

记录本小组免疫细胞的 PAS 染色结果。

注意事项

1. 过碘酸氧化时间不宜过长，氧化时的温度应控制在 18～22 ℃。

2. 过碘酸溶液和 Schiff 试剂应置于 4 ℃环境中密闭保存。使用前提前 30 min 取出，待其恢复到室温后再避光使用。

3. 经常更换酸性乙醇分化液，其分化时间应根据涂片厚薄、组织类别及酸性乙醇分化液的配制时间而定，另外分化后应用自来水充分冲洗。

4. 过碘酸溶液和 Schiff 试剂作用的时间非常重要，应根据涂片厚薄、组织类别进行充分调整。

Ⅵ. 铁染色

实验原理

正常的骨髓中存在一定量的储存铁，以含铁血黄素的形式存在于组织巨噬细胞中，以供有核红细胞合成血红蛋白。这种存在于红细胞之外的储存铁称为细胞外铁；部分中、晚幼红细胞及少数成熟红细胞中也含有铁颗粒，分别称为铁粒幼红细胞及铁粒红细胞，两者均属于细胞内铁。酸性亚铁氰化钾能与细胞内、外的铁发生普鲁士蓝反应，形成蓝色的亚铁氰化铁沉淀，定位于细胞质中。

实验材料、用具、仪器与试剂

1. **实验材料** 小鼠骨髓。

2. **实验用具** 无菌小鼠解剖器具、1 mL 一次性注射器、载玻片、试管、滤纸、一次性无菌塑料滴管、无菌 eppendorf 管、小鼠笼等。

3. **实验仪器** 光学显微镜等。

4. **实验试剂**

(1) **染色工作液** 取浓盐酸 0.25 mL 于试管中，缓慢滴加 1.25 mL 浓度为 200 g/L 的亚铁氰化钾溶液，现用现酸化。

(2) **1%中性红溶液** 1 g 中性红固体溶于 50 mL 蒸馏水中，充分溶解后加蒸馏水定容至 100 mL。

(3) **其他试剂** 浓盐酸、亚铁氰化钾、蒸馏水等。

实验方法

1. **涂片、染色、镜检** 取小鼠骨髓涂片并干燥，滴加染色工作液布满涂片，染色 30 min。流水充分冲洗 5 min，晾干。中性红溶液复染 1 min，流水冲洗，待干后镜检。

2. **结果判定** 阳性反应呈蓝黑色颗粒状或块状，定位于细胞质中。

实验结果

记录本小组免疫细胞的铁染色结果。

注意事项

1. 所用载玻片及器具应洁净、无铁污染。
2. 亚铁氰化钾暴露于空气中或见光易变质，应密闭储存于棕色瓶中。
3. 所用盐酸纯度要高，不能含铁质。
4. 应选择骨髓小粒较多的骨髓涂片做铁染色，同一涂片上既观察细胞外铁也观察细胞内铁。
5. 已做过瑞氏染色的涂片，也可做铁染色，且不需复染。
6. 复染前，涂片应充分冲洗；否则会产生较多针状结晶体。

课后思考

1. 在常见免疫细胞化学染色方法的染色过程中，需要注意的技术要点有哪些？

2. 试比较不同染色方法的目的和优缺点？

小鼠脾中 T 淋巴细胞亚群的测定

实验目的

1. 了解流式细胞仪的分析与分选原理、流式细胞仪参数与数据显示方式、免疫分析的技术要求以及流式细胞术在免疫学检查中的应用。

2. 掌握小鼠脾细胞的分离方法。

3. 掌握分选 T 淋巴细胞亚群的原理、方法及意义，T 淋巴细胞亚群在免疫应答中的作用以及 T 淋巴细胞亚群变化的临床意义。

课前预习

流式细胞仪（flow cytometer，FCM）是对细胞进行自动分析和分选的装置，可快速测量、储存、显示悬浮在液体中的分散细胞的一系列重要的生物物理、生物化学方面的特征参量，并可根据预选的参量范围把指定的细胞亚群从中分选出来。

流式细胞仪目前已广泛应用于分析细胞表面标志、细胞内抗原物质、细胞受体以及肿瘤细胞的 DNA 和 RNA 含量等方面。其基本结构主要由 4 部分组成：流动室和液流驱动系统、激光源和光学系统、光电管和检测系统、计算机和分析系统。除上述 4 个主要部分外，还备有电源及压缩气体等附加装置。

1. 流动室和液流驱动系统 流动室是流式细胞仪的核心部件，由样品管、鞘液管和喷嘴等组成，常用光学玻璃、石英等透明、稳定的材料制作。样品管储存样品，单个细胞悬液在液流压力作用下从样品管射出。鞘液由鞘液管从四周流向喷嘴，包围在样品外周后从喷嘴射出。由于鞘液的作用，被检测细胞被限制在液流的轴线上。

2. 激光源和光学系统 经特异荧光染色的细胞需要合适的光源照射激发才能发出荧光供收集检测。常用的光源有弧光灯和激光。汞灯是最常用的弧光灯，其发射光谱大部分集中于 300～400 nm，很适合需要用紫外光激发的场合。激光器又以氩离子激光器应用较普遍，也有配合氪离子激光器或染料激光器。氩离子激光器的发射图谱中，绿光 514 nm 和蓝光 488 nm 的谱线最强，约占总光强的 80%；氪离子激光器光谱多集中在可见光部分，以 647 nm 处的谱线较强。免疫学上使用的一些荧光染料激发光波长在 550 nm 以上，可使用染料激光器。流式细胞仪的光学系统由若干组透镜、滤光片和小孔组成，它们将不同波长的荧光信号分别送入不同的电子测控器。主要光学元件有滤光片（filter）、长通滤光片（long pass filter，LP）、短通滤光片（short pass filter，SP）、带通滤光片（band pass filter，BP)。

3. 光电管和检测系统　经荧光染色的细胞受合适的光激发后所产生的荧光是通过光电转换器转变成电信号而进行测量的。光电倍增管（photomultiplier tube，PMT）最为常用。PMT 的响应时间短，仅为纳秒（ns）数量级；光谱响应特性好，在 200～900 nm 的光谱区，光量子产额都比较高。光电倍增管的增益可连续调节，因此对弱光测量十分有利。从 PMT 输出的信号仍然较弱，需要经过放大后才能输入分析仪器。流式细胞仪中一般备有两类放大器：一类是输出信号幅度与输入信号幅度成线性关系的放大器，称为线性放大器；另一类是对数放大器，输出信号和输入信号之间成常用对数关系。

4. 计算机和分析系统　经过放大后的电信号被送往计算机分析器。计算机的存储容量较大，可存储同一细胞的 6～8 个参数。存储于计算机内的数据可在实测后脱机重现，进行数据处理和分析，最后给出结果。

流式细胞仪可同时进行多参数测量，信息主要来自特异性荧光信号及非特异性荧光信号。测量是在测量区进行的。所谓测量区是指照射激光束和喷出喷嘴的液流束垂直相交点。液流中央的单个细胞通过测量区时，受到激光束照射会向立体角为 2π 的整个空间散射光线。散射光的波长和入射光的波长相同。散射光的强度及其空间分布与细胞的大小、形态、质膜和细胞内部结构密切相关，因为这些生物学参数和细胞对光线的反射、折射等光学特性有关。未遭受任何损坏的细胞对光线都具有特征性的散射，因此可利用不同的散射光信号对不经染色的活细胞进行分析和分选。经过固定和染色处理的细胞由于光学性质的改变，其散射光信号不同于未处理的活细胞。散射光不仅与作为散射中心的细胞参数有关，还跟散射角及收集散射光线的立体角等非生物因素有关。

流式细胞仪的分选功能是由细胞分选器来完成的。总的过程是：由喷嘴射出的液体被分割成一连串的小水滴，根据选定的某个参数由逻辑电路判断是否将被分选，然后由充电器对选定的细胞液滴充电，带电液滴携带细胞通过静电场而发生偏转，落入收集器中；其他液体被当作废液抽吸掉。某些类型的仪器也有采用捕获管进行分选的。

流式细胞仪的数据处理主要包括数据的显示和分析，至于对仪器给出的结果如何解释则根据所要解决的具体问题而定。流式细胞仪的数据显示方式包括单参数二维等高图、二维点图、直方图、假三维图和列表模式等。

二维等高图类似于地图上的等高线表示法，是为了克服二维点图的不足而设置的显示方法。二维等高图上每一条连续曲线上具有相同的细胞相对数或绝对数，即"等高"。

二维点图能够显示两个独立参数与细胞相对数之间的关系。横坐标和纵坐标分别为与细胞有关的两个独立参数，平面上每一个点表示同时具有相应坐标值的细胞存在。

直方图是一维数据用得最多的图形显示方式，既可用于定性分析，又可用于定量分析，形同一般 X-Y 平面描图仪给出的曲线。

假三维图是利用计算机技术对二维等高图的一种视觉直观的表示方法。它把原二维等高图中的隐坐标——细胞数同时显现，使参数维图可通过旋转、倾斜等操作，能多方位地观察"山峰"和"谷地"的结构及细节，这有助于对数据进行分析。

数据分析的方法总的可分为参数分析法和非参数分析法两大类。当被检测的生物学系统能够用某种数学模型技术时则多使用参数分析法。而非参数分析法对测量得到的分布形状不需要做任何假设，即采用无设定参数分析法。

流式细胞术是一种根据单个细胞表面或细胞内化学成分的不同，对不同类型细胞进行定量分析和分选的新技术。流式细胞仪主要通过采集前向散射光（forward scatter，FSC）将体积大小不同的细胞分开，并采集侧向散射光（side scatter，SSC）将细胞内粒度不同的细胞分开，进而通过识别细胞表面和细胞内特异的荧光标记，实现对 DNA、RNA、细胞因子、细胞表面抗原等的检测。

作为一种快速细胞分析技术，流式细胞术不仅应用于免疫学、微生物学等基础医学研究，还广泛应用于肿瘤学、血液学等临床检测。流式细胞术最大的优点是对混合细胞群中各亚群细胞进行分类计数，通过用特异性的单克隆抗体来识别不同类型淋巴细胞表面特异的分子，实现 T 淋巴细胞亚群的检测，有助于评价机体的细胞免疫功能。在临床和科学研究中，样本前处理、检测时电压和荧光补偿的调节、结果分析时的处理方式在一定程度上都会影响检测结果，造成检测值波动范围大、检测结果不稳定。

T 淋巴细胞亚群变化的临床意义主要表现在肿瘤、自身免疫性疾病中。在感染性疾病中，$CD4^+$T 淋巴细胞是辅助、诱导 T 淋巴细胞的标志。$CD4^+$T 淋巴细胞数量下降常见于某些病毒感染性疾病，如艾滋病、巨细胞病毒感染、瘤型麻风。$CD8^+$是抑制、杀伤 T 淋巴细胞的标志，在传染性单核细胞增多症、巨细胞病毒感染、慢性乙型肝炎等感染性疾病中，$CD8^+$T 淋巴细胞数量常升高。$CD4^+$、$CD8^+$T 淋巴细胞比值下降，除肿瘤等疾病外，常见于艾滋病、瘤型麻风、传染性单核细胞增多症、巨细胞病毒感染、血吸虫病等。

早在 1986 年，Mosmann 等依据小鼠分泌的细胞因子谱不同，首次将 Th 细胞分为 Th1 和 Th2 两个功能不同的独立亚群。Th1 细胞主要分泌白细胞介素 2（IL-2）、白细胞介素 12（IL-12）、γ-干扰素（IFN-γ）和肿瘤坏死因子-α（TNF-α）等细胞因子，介导与细胞毒性作用和局部炎症有关的免疫应答，参与细胞免疫及迟发型超敏反应。Th2 细胞主要分泌白细胞介素 4（IL-4）、白细胞介素 5（IL-5）、白细胞介素 6（IL-6）、白细胞介素 10（IL-10）和白细胞介素 13（IL-13）等细胞因子，其主要功能为刺激 B 淋巴细胞增殖并产生抗体，与体液免疫相关。由于 Th1/Th2 亚群及其相互之间的平衡在免疫应答的调节中起着关键作用，Th1/Th2 平衡的失调与多种疾病的发生、发展和预后有着密切的关系。目前，已发现许多感染性疾病、自身免疫性疾病、过敏性疾病以及移植排斥反应等都与 Th1/Th2 平衡有关。由于 Th1/Th2 细胞首先是 $CD4^+$T 淋巴细胞。因而，确定 $CD4^+$T 淋巴细胞亚群就显得非常重要。

CD8 表达于 30%～35% 的 T 淋巴细胞，识别由 8～10 个氨基酸残基组成的抗原肽，受自身主要组织相容性复合体（MHC）-Ⅰ类分子的限制，活化后，分化为细胞毒性 T 淋巴细胞（CTL），即其主要功能亚群。CTL 主要功能为特异性识别由 MHC-Ⅰ类分子递呈的内源性抗原肽，即内源性抗原肽-MHC-Ⅰ类分子复合物，进而杀伤靶细胞（细胞内寄生病原体感染的细胞或肿瘤细胞）。

$CD8^+$T 淋巴细胞不是均一的细胞群，按其功能可分为抑制性 T 淋巴细胞（Ts）和细胞毒性 T 淋巴细胞（Tc），在 $CD8^+$T 淋巴细胞中也存在一群 $CD8^+$调节性 T 淋巴细胞（$CD8^+$Treg），对自身反应性 $CD4^+$T 淋巴细胞具有抑制活性，并可抑制移植物排斥反应。因此，如何确定 $CD8^+$T 淋巴细胞非常重要。

实验原理

利用不同荧光物质［如 FITC、APC（别藻蓝素）、PE 等］标记的 CD4、CD8 单克隆抗体，与分离的小鼠脾淋巴细胞作用，流式细胞仪检测待测细胞。待测细胞随流动室内的流动鞘液排列成单列，一个个迅速通过激光聚焦区。激光在对每个细胞进行照射时，可同时得到前向角散射和侧向角散射 2 种散射光，并且激发荧光标记物质发出信号。利用这些信号，可计算出 CD4、CD8 T 淋巴细胞的相对含量，从而得出各细胞群的相对比值。

实验材料、用具、仪器与试剂

1. 实验材料　小鼠、FITC 标记的小鼠 CD4 抗体、APC 或 PE 标记的小鼠 CD8 抗体等。

2. 实验用具　平皿、带毛边的载玻片（每只小鼠需要配两个载玻片，洗净后用牛皮纸包好灭菌）、1.5 mL 无菌离心管、血细胞计数板、样品管（流式细胞仪专用）、细胞筛（200 目）、0.22 μm 微孔滤膜、小鼠笼等。

3. 实验仪器　离心机、流式细胞仪等。

4. 实验试剂

(1) 台盼蓝染色液　称取台盼蓝 4 g，加少许三蒸水反复研磨，用三蒸水定容至 100 mL，室温下，1 500 r/min 离心 10 min，取上清即为 4% 台盼蓝染色液。临用前用 1.8% NaCl 溶液稀释 1 倍，即 2% 台盼蓝染色液。经台盼蓝染色液染色后的死细胞呈蓝色，活细胞不着色。

(2) 磷酸盐缓冲液（phosphate buffered saline，PBS）　NaCl 8 g、KCl 0.2 g、Na_2HPO_4 1.44 g、KH_2PO_4 0.24 g，在 800 mL 蒸馏水中溶解后，用 HCl 溶液调节 pH 至 7.2～7.4，加水定容至 1 L，室温保存备用。

(3) RPMI-1640 培养液　RPMI-1640 干粉 10.4 g、Hepes 5.95 g，用三蒸水加至 1 L，摇匀，置 4℃过夜，使其完全溶解。用 0.22 μm 微孔滤膜过滤除菌，−20 ℃保存，6 个月内有效。

(4) 红细胞裂解液　NH_4Cl 8.29 g、$KHCO_3$ 1 g、EDTA-2Na 37.2 mg，加去离子水 800 mL 溶解，用盐酸调 pH 至 7.2，用去离子水定容至 1 L，以 0.22 μm 微孔滤膜过滤，4 ℃保存。

(5) 其他试剂　生理盐水、NH_4Cl、$KHCO_3$、EDTA-2Na、去离子水、盐酸、1%（质量体积分数）多聚甲醛溶液等。

实验方法

1. 小鼠脾细胞的分离

(1) 颈椎脱臼处死小鼠　颈椎脱臼是大鼠、小鼠最常用的处死方法。用拇指和食指用力往下按住鼠头，另一只手抓住鼠尾，用力稍向后上方一拉，使其颈椎脱臼，造成脊髓与脑髓断离，大鼠或小鼠立即死亡。随后用 75% 乙醇溶液浸泡 5 min。

（2）分离脾　将小鼠左侧腹部朝上，剪开腹部皮肤，透过腹膜可见到脾，然后剪开腹膜，取出脾，放入培养皿中。一个脾可供 4 小组使用。

（3）细胞悬液的制备　取一个小平皿，加入约 1 mL RPMI-1640 培养液，将小块脾放至 200 目的细胞筛网上，用玻璃注射器芯研磨，边磨边加入 2 mL RPMI-1640 培养液冲洗，收集细胞悬液至无菌离心管中，1 000 r/min 离心 5 min，弃上清。

（4）裂解红细胞　向细胞沉淀中加入 300 μL RPMI-1640 培养液，混匀，重悬细胞。吸取 100 μL 到离心管，加入 3 mL 预温的红细胞裂解液，混匀，放置 5 min 后 1 000 r/min 离心 5 min。

弃上清，留细胞沉淀，加入 200 μL RPMI-1640 培养液，调整细胞浓度为 1×10^7 个/mL；吸取 50 μL 到样品管。其余用于细胞计数。

（5）细胞计数　向剩余细胞悬液中加入 5 mL RPMI-1640 培养液，吹打混匀，用台盼蓝染色液染色，用加样器吸出 10 μL 细胞悬液，加至血细胞计数板中，显微镜下计数。活细胞数在 95％以上时，1 500 r/min 离心 5 min 收集细胞。

2. 荧光抗体染色与洗涤

（1）荧光抗体染色　取 50 μL 浓度为 1×10^7 个/mL 的细胞悬液（5×10^5 个细胞）加入样品管中，加入 FITC 标记的小鼠 CD4 抗体以及 APC（或 PE）标记的小鼠 CD8 抗体各 1 μL（具体参考商品说明书），混匀，室温避光孵育 20 min。

（2）洗涤　荧光抗体孵育结束后，1 500 r/min 离心 5 min，去除上清，收集细胞，加入 3 mL 含 2％小牛血清的 PBS 缓冲液，1 000 r/min 离心 5 min，去除上清，再加入 0.5 mL PBS 缓冲液［或 1％（质量体积分数）多聚甲醛溶液］重悬细胞。

3. 流式细胞仪检测 T 淋巴细胞　将样品转移到流式细胞仪样品管中，用流式细胞仪检测。每个样品检测的细胞数不低于 10 000 个，以阴性对照测出本底参数，调节荧光补偿，设定阳性参数值。如果不能立即检测，需在 4 ℃避光保存。

4. 结果分析　采用 WinMDI 软件（或流式细胞仪自带软件）进行分析，分别用直方图和二维点图表示样品中 CD4$^+$T 淋巴细胞以及 CD8$^+$T 淋巴细胞的比例，分析免疫处理与对照的差异及原因。

🖼 实验结果

分别用二维点图和直方图表示流式细胞仪检测到的 CD4$^+$T 淋巴细胞以及 CD8$^+$T 淋巴细胞，并比较分析免疫与未免疫小鼠的 CD4$^+$T 淋巴细胞与 CD8$^+$T 淋巴细胞的比例。

注意事项

1. 为保证所得结果的可靠性，每次实验前均应以标准荧光微球检测仪器的变异系数。

2. 每次均应做阴性对照、阳性对照、正常对照、质控对照，以确保将各种试剂及操作过程对结果的影响降至最低。

3. BD FACSVerse 流式细胞仪在开机前或者关机后添加鞘液、清空废液，不要在仪器运行过程中进行操作。

课后思考

1. 如何利用流式细胞仪高效快速地测定分析 T 淋巴细胞亚群？需要注意哪几个方面？

2. 试对 T 淋巴细胞亚群的分类及功能进行阐述。

实 验 20

巨噬细胞吞噬功能的测定

实验目的

1. 掌握小鼠腹腔巨噬细胞的分离方法。
2. 掌握小鼠腹腔巨噬细胞吞噬功能的测定方法。

课前预习

巨噬细胞（macrophages）源自骨髓单核细胞。在成熟的机体中，骨髓不断产生单核细胞，单核细胞进入血液，再移行至全身各组织器官，发育成熟为巨噬细胞。巨噬细胞和单核细胞均为吞噬细胞，在脊椎动物体内参与非特异性防卫（先天性免疫）和特异性防卫（细胞免疫）。它们的主要功能是以固定细胞或游离细胞的形式对细胞残片及病原体进行噬菌作用（即吞噬、消化），并激活其他免疫细胞，产生免疫应答。巨噬细胞还可分泌多种细胞因子，发挥免疫调节作用。同时，它也是一种抗原递呈细胞。

巨噬细胞因所处的部位不同而具有不同的形态和名称，如在肝中称为肝巨噬细胞（Kupffer's cell），在肺内称为尘细胞（dull cell），在脑组织中称为小胶质细胞（microglial cell），在骨组织中称为破骨细胞（osteoclast）。巨噬细胞的表型和功能受细胞微环境影响，在一个免疫抑制的细胞微环境中（如肿瘤环境），巨噬细胞的吞噬能力被显著抑制。因此，巨噬细胞吞噬能力的强弱，是反映巨噬细胞功能，乃至机体天然免疫功能状态的一个最直接、简易的指标。

实验原理

巨噬细胞具有吞噬功能，能吞噬并清除外来的病原物、体内抗原-抗体复合物及变性或死亡的细胞，在天然免疫及特异性免疫中均起重要作用。在适当条件下，将细菌与巨噬细胞混合孵育，然后通过洗涤去除掉未被吞噬的细菌，在显微镜下通过计数吞噬有细菌的巨噬细胞个数，以及每个巨噬细胞内细菌的个数，可以反映巨噬细胞的吞噬能力。

实验材料、用具、仪器与试剂

1. 实验材料　小鼠、大肠杆菌、新鲜或冻存的正常血清、胎牛血清、玉米淀粉等。

2. 实验用具　注射器、试管、微量移液器、离心管、枪头等。

3. 实验仪器　离心机、光学显微镜、高压灭菌锅、CO_2 培养箱等。

4. 实验试剂

（1）磷酸盐缓冲液（phosphate buffered saline，PBS）　NaCl 8 g、KCl 0.2 g、Na_2HPO_4 1.44 g、KH_2PO_4 0.24 g，在 800 mL 蒸馏水中溶解后，用 HCl 溶液调节 pH 至 7.2～7.4，加水定容至 1 L。

（2）HBSS 平衡盐溶液　含 5.4 mmol/L KCl、0.3 mmol/L Na_2HPO_4、0.4 mmol/L KH_2PO_4、4.2 mmol/L $NaHCO_3$、1.3 mmol/L $CaCl_2$、0.5 mmol/L $MgCl_2$、0.6 mmol/L $MgSO_4$、137 mmol/L NaCl、5.6 mmol/L D-葡萄糖、0.02%（质量体积分数）酚红（可选），pH 为 7.4。

（3）吉姆萨-瑞氏（Giemsa-Wright）**混合染色液**　称取吉姆萨粉 0.03 g、瑞氏染料粉 0.3 g，将 2 种粉末放置于研钵中磨细，再逐滴加入甲醇 100 mL，混匀后放入棕色容器中，室温下振摇，待溶解后使用。

（4）其他试剂　NaCl、KCl、Na_2HPO_4、KH_2PO_4、$NaHCO_3$、$CaCl_2$、$MgCl_2$、$MgSO_4$、盐酸、D-葡萄糖、酚红、蔗糖、玉米淀粉、吉姆萨粉、瑞氏染料粉、甲醇等。

实验方法

1. 小鼠腹腔巨噬细胞的分离　配制 1% 玉米淀粉溶液，过滤除菌。注射 1 mL 1% 玉米淀粉溶液至小鼠腹腔。24 h 后，用最大号针头注射 1～1.5 mL 无菌的含 30%（质量体积分数）蔗糖的 PBS 缓冲液至小鼠腹腔。在拔出针头前，反复抽吸，抽出的腹腔灌洗液里即含腹腔巨噬细胞。

根据实验所需的细胞数量，酌情重复 2～3 次。将抽出的腹腔灌洗液于 4 ℃下 1 000 r/min 离心 10 min，弃上清，沉淀即为腹腔巨噬细胞。

2. 巨噬细胞的细胞浓度调节　用 10 mL 的 HBSS 平衡盐溶液洗涤小鼠腹腔巨噬细胞，于 4 ℃下 1 000 r/min 离心 5 min，弃上清。重复以上过程 1 次，然后将细胞重悬于 HBSS 平衡盐溶液中，调节细胞浓度至 2.5×10^7 个/mL。

3. 巨噬细胞与细菌的混合　取调节好的小鼠腹腔巨噬细胞悬液 0.1 mL，置于 10 mm×75 mm 离心管中。按 1：10 比例用 HBSS 平衡盐溶液稀释培养过夜的大肠杆菌并混匀。

吸取 0.1 mL 的大肠杆菌菌液置于上述离心管中，与小鼠腹腔巨噬细胞混匀。在离心管中加入 50 μL 新鲜正常血清，再加入 1 mL HBSS 平衡盐溶液，盖紧离心管的盖子并封口。

置离心管于摇床中，在 37 ℃下按约 8 r/min 的旋转速度，培养 20～30 min。取出离心管，于 4 ℃下 1 000 r/min 离心 8 min，弃上清，加入 2 倍体积的 HBSS 平衡盐溶液，以无菌枪头轻吸洗涤悬浮细胞 2 次，去除残留的胞外菌，重悬细胞于含 5%（体积分数）胎牛血清的 PBS 缓冲液中。或按照上述方法洗涤细胞 3 次后，加入 1 mL HBSS 平衡盐溶液中，以 1 mL 无菌枪头吸取细胞悬液，叠加于 1 mL 的 30% 蔗糖溶液上，于 4 ℃下 1 000 r/min 离心 8 min，去除 HBSS 平衡盐溶液和蔗糖溶液，再将细胞悬浮于 2 mL 的含 5%（体积分数）胎牛血清的 PBS 缓冲液中。

4. 滴片、染色　取 0.1 mL 的悬浮细胞，于室温下 650 r/min 离心 5 min，滴片，用

Giemsa-Wright 混合染色液染色。

5. 结果观察　在油镜下观察计数 200 个细胞，并计数每一个小鼠腹腔巨噬细胞吞噬的细菌数，按照下列公式计算吞噬指数：

$$吞噬指数＝吞噬细胞百分率 \times 吞噬的细菌平均数$$

吞噬细胞百分率是指吞噬细菌的巨噬细胞所占计数细胞的百分数。

实验结果

在油镜下观察小鼠腹腔巨噬细胞吞噬大肠杆菌的情况，拍摄照片。计数 200 个细胞，统计每一个小鼠腹腔巨噬细胞吞噬的细菌数，并依据公式计算其吞噬指数。吞噬指数越大，说明巨噬细胞的吞噬能力越强。

注意事项

1. 细菌与巨噬细胞混合均匀非常重要。

2. 细菌和巨噬细胞在摇床中作用的时间不要超过 30 min。作用时间过长，被吞噬的细菌很快会裂解，无法染色，影响计数。细菌也不宜加入太多，以免镜下计数困难。

3. 滴片时加入的巨噬细胞数依据巨噬细胞的大小而定。如果巨噬细胞体积较大，那么加入的巨噬细胞数就要相应少一些，便于计数。

课后思考

1. 影响巨噬细胞吞噬指数的实验因素有哪些？

2. 除了吞噬功能外，巨噬细胞还有哪些免疫功能？

3. 为了节约实验时间，有时会采取先将细菌染色，再和巨噬细胞孵育，按同样公式计算吞噬指数的方法。请思考这种方法测定巨噬细胞的吞噬功能有什么局限性。

细胞毒性 T 淋巴细胞功能的测定

实验目的

1. 了解测定细胞毒性 T 淋巴细胞功能的原理。
2. 了解抗原对淋巴细胞的刺激作用。
3. 掌握特异性抗原诱导的细胞毒性 T 淋巴细胞功能测定的操作方法。

课前预习

细胞毒性 T 淋巴细胞（cytotoxic T lymphocyte，CTL），又称 TC 细胞，是白细胞的一个亚种，为一种特异 T 淋巴细胞，可无特异性地杀伤某些机体中的细胞，通过分泌穿孔素、颗粒酶等细胞因子来发挥其特定的生物学作用，类似于自然杀伤细胞，但需要有受体介导，对稳定体内正常的细胞组成和微生态有重要作用，是机体免疫功能中监视功能的重要组成部分，同时对病毒感染有早期的清灭作用。

实验室操作中常利用外抗原或者内抗原来刺激淋巴细胞群，以达到分离 CTL 的目的。

CTL 作用机理比较复杂，目前比较清楚的有直接杀死靶细胞、介导靶细胞的凋亡和释放颗粒酶进入靶细胞而不杀死靶细胞。

CTL 在受体介导作用下，一般是结合到抗原-MHC 复合物上，目前已知的介导分子有淋巴细胞功能相关抗原-1（lymphocyte function associated antigen-1，LFA-1）与细胞间黏附分子（intercellular adhesion molecule，ICAM）、淋巴细胞功能相关抗原-2（LFA-2）与淋巴细胞功能相关抗原-3（LFA-3）及 Mg^{2+}。CTL 活化后分泌穿孔素和颗粒酶，以 Ca^{2+} 依赖的方式作用于靶细胞膜。穿孔素在 Ca^{2+} 存在的条件下形成类似于补体的多管状结构插入靶细胞膜，破坏靶细胞膜的结构，导致靶细胞内液体渗出而死亡。

目前已知的 CTL 诱导的细胞凋亡途径有两个：第 1 条途径称为颗粒酶途径，CTL 经受体介导结合到靶细胞抗原-MHC 复合物后，细胞内高尔基体堆积，并定向将穿孔素和颗粒酶组装并移动到与靶细胞结合的细胞膜一侧，将二者释放出来，穿孔素帮助颗粒酶进入靶细胞，激活细胞的凋亡。第 2 条途径称为 Fas 途径，在这条途径中，CTL 不利用穿孔素和颗粒酶，而利用细胞表面高水平表达的 FasL 与靶细胞表面的 Fas 受体连接并进行信号传导，通过 Fas 触发靶细胞内部的凋亡程序，使靶细胞发生程序性死亡。其作用特点有：可连续杀伤靶细胞，具有高效性；具有抗原特异性；具有自身 MHC 限制性。

EB 病毒，即爱泼斯坦-巴尔病毒（Epstein-Barr virus，EBV），是一种 γ 亚科疱疹病毒，它与人类很多恶性疾病有关，特别是起源于上皮和淋巴的肿瘤。EBV 在体外能感染正常静止的 B 淋巴细胞，使它们变成永生化的淋巴细胞系（LCL）。由于 EBV 的这一特性，目前已被广泛应用于多种细胞的永生化。转化的细胞株染色体稳定，不改变其原来的遗传特性，因此被用来进行许多淋巴细胞系的制备。经该病毒感染后的 B 淋巴母细胞样细胞系（B-LCL）与该细胞原来的遗传性状和免疫分型都一致，可用来研究其表面 MHC-Ⅱ 抗原组成，并研究与之相结合的 T 淋巴细胞的受体结构及相互信号传导的机理；也可直接将转化为永生化的 B 淋巴细胞与骨髓瘤细胞融合来制备单克隆抗体。

实验原理

在众多的淋巴细胞经受某种抗原的多次刺激以后，多克隆的淋巴细胞（外周血淋巴细胞）包含针对不同抗原的特异性 CTL 克隆。在体外经某一特定（或同种异体细胞）抗原刺激后，分化产生的多种能识别该抗原的抗原决定簇的 T 淋巴细胞克隆逐渐地产生出几个具有数量优势的细胞克隆，这些优势的 T 淋巴细胞克隆就称为抗原特异性 CTL，可以用来做功能测定。

利用这个原理，本实验采用牛血清白蛋白（BSA）对 CTL 进行刺激，以产生具有杀伤性功能的 CTL，然后利用 EBV-LCL 作为靶细胞对其功能进行测定。

实验材料、用具、仪器与试剂

1. 实验材料　小鼠、外周血单核细胞（PBMC）、EB 病毒转化的 B 淋巴母细胞株、新生牛血清、重组 IL-2、丝裂霉素 C 等。

2. 实验用具　24 孔细胞培养板、96 孔细胞培养板、eppendorf 管、细胞计数板等。

3. 实验仪器　光学显微镜、CO_2 培养箱、水浴锅、恒温培养箱、离心机等。

4. 实验试剂

(1) 台盼蓝染色液　称取台盼蓝 4 g，加少许三蒸水反复研磨，用三蒸水定容至 100 mL，室温下，1 500 r/min 离心 10 min，取上清即 4% 台盼蓝染色液。临用前用 1.8% NaCl 溶液稀释 1 倍，即 2% 台盼蓝染色液。

(2) PBS 缓冲液（pH 7.4）　NaCl 8.5 g，$Na_2HPO_4 \cdot 12H_2O$ 2.85 g 或 $Na_2HPO_4 \cdot 2H_2O$ 1.13 g，KCl 0.2 g，KH_2PO_4 0.27 g，用蒸馏水溶解并定容至 1 L，调节 pH 至 7.4。

(3) RPMI-1640 培养液　RPMI-1640 干粉 10.4 g、Hepes 5.95 g，用三蒸水加至 1 L，摇匀，置 4 ℃过夜，使其完全溶解。用 0.22 μm 微孔滤膜过滤除菌，−20 ℃保存，6 个月内有效。

实验方法

1. 特异性 CTL 的诱导和制备　静脉无菌采集待检动物抗凝血，3 000 r/min 离心 10 min，取外周血单核细胞（PBMC），用无血清 RPMI-1640 培养液悬浮 PBMC，3 000 r/min 离心 10 min，离心 2～3 次，进行洗涤。洗涤后的 PBMC 沉淀用含 20% 的新生牛血清的 RPMI-1640 培养液稀释至 1.5×10^6 个 /mL，置于 24 孔细胞培养板中，于 5% CO_2 培养箱中培养 4 h，使单核细胞贴壁，然后轻缓收集未贴壁的细胞，即外周血淋巴细胞（peripheral blood lymphocyter，PBL），用常规细胞计数法进行计数。

取 EB 病毒转化的 B 淋巴母细胞，加入丝裂霉素 C（用培养液或 PBS 缓冲液配制成 300 μg/mL），使其最终浓度为 30 μg/mL，于 37 ℃ 水浴中作用 30 min，1 000 r/min 离心 10 min，弃上清。沉淀细胞用 RPMI-1640 培养液洗涤 3 次，1000 r/min 离心 10 min，计数。

取 2×10^6 个 PBL 于 24 孔细胞培养板中，加入 5×10^4 个（2.5%）经丝裂霉素 C 处理（30 μg/mL、30 min）的自身或同种异体的 EBV-LCL 细胞作为刺激细胞，混匀，用 RPMI-1640 培养液补总体积至 2 mL。静置于 CO_2 培养箱中，4 d 后半量换液，继续培养 3 d。离心收集细胞，取 1×10^6 个反应细胞，加入 2×10^5 个（20%）刺激细胞，第 3 天加入重组 IL-2，使终浓度为 30 U/mL；每 3 d 半量换液一次并维持相同 IL-2 浓度。每周按相同程序刺激效应细胞 1 次，3～4 次后，效应细胞即为特异性 CTL。

2. 细胞毒性作用　检测 CTL 细胞毒性作用均可采用检测 NK 细胞杀伤活性的方法，仅效应细胞和靶细胞的比例不一样。其具体方法为：靶细胞为刺激细胞的自身或同种异体 EBV-LCL，调成 1×10^5 个/mL；效应细胞为上述诱导的特异性 CTL，调成 2.5×10^6 个/mL。各取 0.1 mL 靶细胞和效应细胞于 96 孔细胞培养板中（效应细胞/靶细胞的值为 25∶1），轻轻吹打，使二者混匀；同时设靶细胞自然释放对照组（即只加靶细胞而不加效应细胞）和最大释放对照组 [0.1 mL 靶细胞和 0.1 mL 1% 乙基苯基聚乙二醇（NP-40）]，1 000 r/min 离心 2 min 后，置于 37 ℃、5% CO_2 培养箱中孵育 4 h。

3. 酶促显色反应　取上述混匀的细胞悬液 20 μL，加入盛有 980 μL PBS 缓冲液的 eppendorf 管中，混匀，取 20 μL 加入新的 eppendorf 管，再加入 20 μL 台盼蓝染色液，混匀，取 20 μL 混合液加到细胞计数板上，于显微镜下计数。

实验结果

1. 记录 PBMC 除单核细胞后的细胞数量。

2. 记录经丝裂霉素 C 刺激后的 EBV-LCL 数量。

3. 记录经 CTL 细胞毒性作用后的 EBV-LCL 数量。

注意事项

1. 外周血中单核细胞要去除干净。
2. 丝裂霉素 C 用量要准确，与 EBV-LCL 作用条件要严格。
3. 作用细胞数量应准确，细胞计数要按照标准进行。

课后思考

1. 名词解释：PBMC　EBV-LCL

2. 试述丝裂霉素 C 的作用。

实 验 22

小鼠脾自然杀伤细胞的杀伤性实验

实验目的

1. 熟悉小鼠淋巴瘤细胞的培养。
2. 了解脾细胞悬液的制备要求和标准。
3. 了解酶标仪的工作原理和使用程序。
4. 掌握台盼蓝染色的原理和计数方法。
5. 观察自然杀伤细胞杀伤靶细胞的染色结果。

课前预习

自然杀伤细胞（natural killer cell，NK 细胞），是 T 淋巴细胞、B 淋巴细胞之外的第三大类淋巴细胞，先天性免疫系统的主要细胞，不需要抗原的刺激就能活化，具备强大的抗感染、抗肿瘤等功能。

在扫描电子显微镜下可观察到 NK 细胞表面杂乱的突起或条状物，这些是 NK 细胞表面的受体。受体的多少决定了该细胞对外界信号接收种类的多少。一般来说，这些受体可帮助 NK 细胞在处理不同信号时产生不同的效果。如果受体接触的细胞给予的信号是外源的，NK 细胞就会活化而行使相应的杀伤功能；反之，如果接收的细胞信号是自身的信号，该 NK 细胞的生理功能就保持在正常水平。

NK 细胞具自然杀伤活性，其功能与抗体无关，即不受抗体的调控。NK 细胞主要的生理功能执行者为其细胞内含量丰富的嗜天青颗粒。嗜天青颗粒的含量越高，NK 细胞的杀伤力越大。当 NK 细胞捕捉到相应的细胞信息后，可在较短的时间内做出反应。有实验表明，在体外的细胞处理中 NK 细胞作用时间可短至 1 h，而在体内的作用时间大致在 4 h 内就可观察到。体外实验中，NK 细胞对自身衰老的细胞、变异的细胞以及人为诱变的细胞系、病毒感染后的细胞和部分寄生虫等均有杀灭作用。

NK 细胞识别靶细胞机理的物质基础尚不完全明确。有研究表明，由单克隆抗体技术制备的针对淋巴细胞功能相关抗原-1（LFA-1）的单克隆抗体可降低 NK 细胞识别靶细胞的能力，并可降低该细胞的杀伤性。还有研究表明，CD2 和 CD56 也对 NK 细胞的杀伤活性有影响。

NK 细胞目前确定的杀伤因子主要有 NK 细胞毒因子、穿孔素和肿瘤坏死因子，其他尚不确定。穿孔素又称为溶细胞素，类似于补体系统的 C9，大小为 65 ku，由 534 个氨基酸残基组成。在 Ca^{2+} 存在的条件下，穿孔素在靶细胞膜表面形成管状结构并穿过靶细胞的细胞膜，使细胞内的 K^+ 等渗出，并使 Na^+ 等渗入，导致靶细胞内渗透压发生变化，发生崩解死亡。另外，NK 细胞的颗粒酶也可通过管状结构进入靶细胞，使其发生相应的变化。

有研究表明，穿孔素基因的转录水平受到细胞因子 IL-2 的影响，该因子可提高穿孔素的表达。此外，丝氨酸酯酶也有促使穿孔素管状结构形成的作用。

肿瘤坏死因子（TNF），因其在体外可促使肿瘤细胞死亡而得名。NK 细胞活化后可释放 TNF-α 和 TNF-β（LT）。已知的 TNF 杀伤靶细胞的机理有：①降低靶细胞内溶酶体膜的稳定性，使溶酶体内容物更容易释放；②通过影响磷脂膜的代谢来破坏磷脂膜；③降低细胞内的 pH，使溶酶体内酶活性增强；④提高核酸内切酶活性，诱导细胞凋亡。

NK 细胞也可在抗体调理下发挥抗体依赖的细胞介导的细胞毒性作用（ADCC），其表面有抗体识别的受体 FcγRⅢA，可与人 IgG1、IgG3 的 Fc 段结合，在靶细胞表面发生脱颗粒，导致细胞死亡。在这个过程中，IL-2 和 IFN-γ 有明显的增强作用。

实验原理

小鼠淋巴瘤细胞（YAC-1 细胞），含有 NK 细胞表面受体的抗原，可被 NK 细胞识别并受到攻击。从实验动物的脾可直接分离获得 NK 细胞。获得的 NK 细胞内有乳酸脱氢酶（lactate dehydrogenase，LDH）。在正常生理情况下，LDH 不能透过细胞膜，当细胞受到 NK 细胞的杀伤后，LDH 释放到细胞外。LDH 可使乳酸锂脱氢，进而使 NAD^+ 还原成 NADH，后者再经递氢体吩嗪二甲酯硫酸盐（PMS）还原碘硝基氯化四氮唑（INT），INT 接受 H^+ 被还原成紫红色甲臜类化合物。利用这个原理，作用后的细胞产物可在酶标仪上于 490 nm 处比色测定。

同时，可通过台盼蓝染色来判断靶细胞是否死亡。细胞损伤或死亡时，台盼蓝可穿透变性的细胞膜，与解体的 DNA 结合，使其着色；而活细胞能阻止染料进入细胞内，细胞不会着色。

实验材料、用具、仪器与试剂

1. 实验材料　小鼠、YAC-1 细胞、小牛血清。

2. 实验用具　镊子、剪刀、一次性无菌铜网（100 目）、培养瓶、96 孔细胞培养板、液氮罐等。

3. 实验仪器　酶标仪、超净工作台、CO_2 培养箱、离心机等。

4. 实验试剂　1% 冰醋酸、70% 乙醇、0.25% 胰酶溶液、Hank's 液、RPMI-1640 培养液、1% NP-40、灭菌蒸馏水、LDH 基质液、台盼蓝染色液等。

实验方法

1. 靶细胞的传代　从液氮中取出 YAC-1 冻存管，迅速投入 37 ℃水浴中，尽量不要晃动，使其尽快融化（1 min 左右）。用含有 20% 血清的 RPMI-1640 培养液培养，或者 1 000

r/min 离心去除冻存液中的 DMSO，再用含 $4\%\sim10\%$ 血清的 RPMI-1640 培养液培养。复苏一次后，再次培养到当细胞单层生长至培养瓶底部面积 85% 左右时（一般过夜培养达到要求）。

制备细胞时，先用 Hank's 液清洗单层细胞表面以去除培养基及附着在细胞表面的血清，漂洗 3 次；然后进行胰酶消化，消化后离心去除胰酶，细胞沉淀用 RPMI-1640 培养液悬浮，进行细胞计数，将细胞悬液稀释到 4×10^5 个/mL，靶细胞制备完成。

2. 脾细胞悬液的制备（效应细胞）

(1) 分离脾细胞 用颈椎脱臼法处死小鼠，将处死的小鼠浸泡于 70% 乙醇中 2 min。于超净工作台内，在无菌条件下取出脾，去除外膜，浸入有适量灭菌的冷 Hank's 液的平皿中，用一次性注射器内芯轻轻将脾置于 100 目一次性无菌铜网上碾碎，使细胞从网上滤过，收集细胞溶液。

(2) 洗涤 用新的 100 目一次性无菌铜网过滤上述细胞悬液，收集于灭菌离心管中，加入 5 mL 冷的 Hank's 液，1 000 r/min 离心 10 min，除去上清，同样条件下洗涤脾细胞 2 次，收集细胞。

(3) 红细胞裂解 将离心清洗的细胞弃掉上清，加入 1 mL 灭菌水，用吸管轻缓吹吸，使细胞悬浮，持续 20 s，使细胞中的红细胞破裂从而被清除，然后加入 1 mL 2 倍浓度的 Hank's 液，最后加入 8 mL Hank's 液。

(4) 离心、重悬、计数 将平衡好的细胞悬液 1 000 r/min 离心 10 min，弃上清；用 1 mL 含 10% 小牛血清的 RPMI-1640 培养液重悬，然后用 1% 冰醋酸稀释，再用台盼蓝染色液染色，统计活细胞数（活细胞数应在 95% 以上）。最后用 RPMI-1640 培养液将细胞浓度调整为 2×10^7 个/mL。

3. NK 细胞的活性检测 检测 NK 细胞的活性时，首先要确定自然释放孔及最大释放孔的 OD 值，按照表 22-1 设置实验组合。这两组细胞均需于 96 孔细胞培养板中来培养，每组设 3 个重复。将各组细胞置于 37 ℃的 $5\%CO_2$ 培养箱中，4 h 后加 LDH 基质液 100 μL，反应 3 min 后，加入 1 mol/L HCl 溶液 30 μL，测定 490 nm 下的 OD 值，取平均值。

表 22-1 NK 细胞的活性检测实验组合

组别	自然释放孔 1	自然释放孔 2	自然释放孔 3	最大释放孔 1	最大释放孔 2	最大释放孔 3
靶细胞/μL	100	100	100	100	100	100
RPMI-1640 培养液/μL	100	100	100			
1% NP-40/μL				100	100	100

上述两组完成后，再进行待检 NK 细胞的 OD 值检测，作为反应组。同样设置 3 个重复，于 96 孔细胞培养板内加 YAC-1 细胞、待检 NK 细胞各 100 μL，置于 37 ℃的 5% CO$_2$ 培养箱中。4 h 后，加 LDH 基质液 100 μL，反应 3 min 后，加入 1 mol/L HCl 溶液 30 μL，测定 490 nm 下的 OD 值，取平均值，然后按照下面公式进行计算，求取 NK 细胞的活性值。

4. 结果判定 按下式计算，判定结果是否呈阳性。当比值超过 48 时为阳性；否则为阴性。

$$\text{NK 细胞活性} = \frac{\text{反应孔 } OD_{490} - \text{自然释放孔 } OD_{490}}{\text{最大释放孔 } OD_{490} - \text{自然释放孔 } OD_{490}} \times 100\%$$

实验结果

1. 记录靶细胞 YAC-1 数量。

2. 记录效应细胞 NK 细胞数量。

3. 记录反应后酶标仪检测的各孔的 OD_{490} 值。

注意事项

1. 所用的细胞必须在使用前培养，细胞在消化过程中要保持较高的存活率。
2. 为了保持较好的可比性，要注意保持环境温度一致。
3. LDH 基质液要现配现用。
4. NK 细胞活性正常参考值为 48%～77%，且效应细胞和靶细胞为正比关系。

课后思考

1. 试比较检测 NK 细胞杀伤性的几种方法的优劣。

2. 乳酸脱氢酶释放法检测 NK 细胞杀伤性的机理是什么？

实 验 23

补体依赖性细胞毒性实验

实验目的

1. 了解补体作用的机理。
2. 了解补体依赖性细胞毒性实验的操作流程。
3. 掌握补体依赖性细胞毒性实验检测抗原或抗体的方法。

课前预习

补体（complement，C）是一类蛋白质（包括 40 多种，其中多为糖蛋白），正常形式无活性，经刺激活化后产生一系列酶活性，通常存在于正常人和动物血清与组织液中，含量稳定，通常占血清蛋白总量的 40% 左右。1890 年，比利时医生 J. Bordet 发现了补体。1894 年，J. Bordet 通过细菌抗血清实验证实补体的存在：存在于相应抗体中的细菌能保持完整的细胞形态，而加入豚鼠血清的细菌则溶解。由此推断血清中含有一种可帮助抗体溶解细菌的物质，因而得名补体。

在动物体内产生补体成分的细胞很多，补体系统主要由固有分子、协助分子和一系列酶组成。由于这些分子在作用的过程中相互协调，级联催化，故称为补体系统（complement system）。补体蛋白有一个共同特性，在温度稍高的情况下，其酶活性会失活，一般在 56 ℃ 处理 30 min 后可失活。这个特性在细胞培养和相关的生物学应用过程中经常被利用。

补体系统中的主要成分 C1～C9 是该系统中起主要作用的组成成分。在各种动物中，豚鼠的补体成分最全。根据其发现时间的不同和形成产物的不同，人为地将补体系统的活化途径分为经典途径（classical pathway，CP）、旁路途径（alternative pathway，AP）和凝集素途径。凝集素途径又称为甘露糖结合凝集素（mannose-binding lectin，MBL）途径。这 3 条途径中，经典途径需要抗体参与，出现时间较其他 2 条晚，需要的抗体分子为 2 个以上，激活顺序为 C142356789。与经典途径相比，旁路途径在动物机体中对外源物质发生反应的时间更早。在抗原信息未传导至 B 淋巴细胞之前，旁路途径就可激活补体系统，进而对侵入的外源分子产生作用，作为非特异性免疫而发挥效应。其激活顺序直接从 C3 开始，依次为 C356789。凝集素途径是由 MBL 与细菌甘露糖残基和丝氨酸蛋白酶结合启动的补体激活途径。MBL 在细菌感染的急性期浓度迅速升高，可与感染细菌的甘露糖残基结合，然后形成的复合物与丝氨酸蛋白酶结合，形成 MBL 相关的丝氨酸蛋白酶 MASP；MASP 与活化的 C1q（补体分子）具有相似的空间结构和酶学生物活性，其水解 C4，继而激活 C2 分子，导致最后的溶细胞管状结构形成。

实验原理

当抗原-抗体复合物在细胞表面时，激活补体形成的管状复合物会穿透细胞膜，使细胞内容物在内外渗透压差之下外泄，导致细胞死亡。本实验利用小鼠胸腺 T 淋巴细胞表面抗原和相应的单克隆抗体作用而形成的复合物，激活细胞外豚鼠血清中的补体，从而发生溶细胞现象。当抗原和抗体对应时，细胞死亡，而实验系统中抗原和抗体不对应时，则靶细胞存活。因此，根据死亡细胞的数量或其死亡比例，可推断系统中是否存在相对应的抗原和抗体；也可应用本系统来检测动物机体的免疫功能。由于实验系统中正常补体系统激活后可杀伤 95％的 T 淋巴细胞，因此实验结果会比较明显。

实验材料、用具、仪器与试剂

1. 实验材料　小鼠（昆明鼠，4～6 周龄）、冻干豚鼠补体、抗小鼠 Thy-1 的单克隆抗体。

2. 实验用具　10 mL 试管、直径为 10 cm 的平皿、微量移液器、眼科剪、眼科镊子、100 目不锈钢网、吸管、载玻片、盖玻片、手术剪、止血钳、棉纱手套、乳胶手套等。

3. 实验仪器　水浴锅、光学显微镜、超净工作台等。

4. 实验试剂

(1) Hank's 液　称取 NaCl 8.0 g、KCl 0.4 g、$MgSO_4 \cdot 7H_2O$ 0.1 g、$MgCl_2 \cdot 6H_2O$ 0.1 g、$Na_2HPO_4 \cdot 2H_2O$ 0.06 g、KH_2PO_4 0.06 g、葡萄糖 1.0 g、$CaCl_2$ 0.14 g、$NaHCO_3$ 0.35 g、酚红 0.2 g（可不加），加蒸馏水 900 mL 溶解，调 pH 至 7.4，最后用水定容至 1 L。115 ℃灭菌 15 min。4 ℃下保存。

(2) 1％伊红-Y 染液　称取 1 g 伊红-Y，加入 95％乙醇 100 mL，搅拌至完全溶解。

(3) 5％ N-溴代琥珀酰亚胺（NBS）缓冲液　称取 0.5 g 固体 NBS，溶于适量乙腈或四氯化碳中。充分溶解后再缓慢加入 Hank's 液至 100 mL，4 ℃保存。

(4) 其他试剂　70％乙醇等。

实验方法

1. 小鼠胸腺细胞悬液的制备　取 4～6 周龄昆明鼠，用颈椎脱臼法致死，浸泡于 70％乙醇中 1 min，在超净工作台中实施手术，无菌取出胸腺。将胸腺置于含 5％NBS 缓冲液的平皿中的 100 目不锈钢网上缓慢研磨，以使细胞完整地通过不锈钢网眼，收集细胞至无菌离心管中，1 000 r/min 离心 5 min。

用 Hank's 液吹吸、漂洗、悬浮细胞沉淀，目的是使分离的完整细胞完全单个悬浮，同样离心洗涤 1 次，用少量 Hank's 液轻缓吹吸使之重新悬浮成均匀悬液。显微镜下计数，确定稀释倍数，根据稀释倍数加入适量的 Hank's 液，配成 1×10^7 个/mL 细胞悬液。

2. 靶细胞液、抗体、补体等混合　取 3 支试管，分别标记为试验管、补体对照管、细胞对照管，按照表 23-1 中的顺序在试管中分别加入相应的试剂，量要准确，胸腺细胞要充分悬浮，以免细胞数量不足或过多。将各试管置于 37 ℃水浴锅中保温 30 min 后观察结果，时间要掌握准确，不能超时。

表 23-1　补体依赖性细胞毒实验操作剂量

实验材料	试验管/mL	补体对照管/mL	细胞对照管/mL
胸腺细胞悬液	0.1	0.1	0.1
Thy-1 单克隆抗体	0.1		
Hank's 液		0.1	0.2
1∶3 豚鼠补体	0.1	0.1	

3. 染色　保温完成后将各试管取出，在对照管和试验管中分别加入 1% 伊红-Y 染液 1 滴，轻轻摇晃混匀，室温静置 2 min。

4. 滴片、镜检　轻轻晃动使 3 个试管中的细胞重新悬浮，各取 50 μL 细胞悬液加到载玻片上，加盖玻片，在光学显微镜下进行高倍镜观察，记录细胞死亡比例。

5. 结果判定　用语言描述或彩图、照片描绘死亡细胞。由于细胞膜损伤，死亡细胞的染色质进入细胞内而表现为红色，肿胀变形；活细胞仅具有折光性，形态正常。在高倍镜下拍照并计数死亡细胞，按照下列公式来计算死亡细胞的比例：

$$死亡细胞比例 = \frac{试验管死亡细胞数 - 细胞对照管死亡细胞数}{细胞对照管死亡细胞数} \times 100\%$$

实验结果

1. 记录实验结果，用语言描述或彩图、照片说明活细胞和死亡细胞的区别。

2. 对视野中死亡细胞进行计数，并统计死亡细胞的百分比。

📝 注意事项

1. 制备胸腺细胞的整个流程需要在低温环境中进行，并在制备过程中注意保持细胞的完整性和活力。

2. 可购买 Thy-1 单克隆抗体的商品化试剂，但抗体的效价和补体的使用量需要在实验前预先确定。

3. 实验前需要对对照组细胞活细胞的存活率进行判断，应大于 95%。

4. 抗原和抗体反应是一个平衡和可逆的过程，因此应在实验完成后 20 min 内判断实验结果。

📝 课后思考

1. 补体在正常血清中含量为多少？

2. 本实验中小鼠胸腺细胞和单克隆抗体之间作用 2 min 是否必需？

实验 24

IL-2 生物活性的体外检测

实验目的

1. 掌握 IL-2 生物学活性测定的原理。
2. 熟悉 IL-2 生物学活性测定的方法。

课前预习

1976 年，Morgan 等发现小鼠脾细胞培养上清中含有一种刺激胸腺细胞生长的因子，由于这种因子能促进和维持 T 淋巴细胞长期培养，因此被称为 T 淋巴细胞生长因子（T cell growth factor，TCGF）。1979 年，T 淋巴细胞生长因子被统一命名为白细胞介素 2（interleukin 2，IL-2）。

IL-2 的作用具有沿种系谱向上有约束性、向下无约束性的特点。例如，人的 IL-2 能促进小鼠 T 淋巴细胞的增殖，而小鼠的 IL-2 不能维持人 T 淋巴细胞的生长。IL-2 在体内的半衰期只有 6.9 min。用 PEG 修饰后 IL-2 的生物学活性无变化，但半衰期可延长 7 倍左右。目前，关于 IL-2 的生物学活性的报道大都是体外试验的结果。具有中和活性的抗 IL-2 抗体可抑制 IL-2 的生物学活性。IL-2 的生物学作用主要有：

①作用于 Th、Tc 和 Ts 细胞。Th、Tc 和 Ts 细胞都是 IL-2 的反应细胞。IL-2 对静止 T 淋巴细胞作用较弱。胸腺细胞和 T 淋巴细胞经抗原、有丝分裂原或同种异体抗原刺激活化后，又在 IL-2 存在的条件下进入分裂期，维持细胞的增殖。IL-2 可刺激 T 淋巴细胞转铁蛋白受体（TfR，CD71）、胰岛素受体、MHC-Ⅱ类抗原的表达，并产生多种淋巴因子，如 IFN-γ、IL-4、IL-5、IL-6、TNF-β 及 CSF（集落刺激因子）等。

②诱导细胞毒性 T 淋巴细胞（CTL）、自然杀伤细胞（NK 细胞）和淋巴因子激活的杀伤细胞（LAK 细胞）等多种杀伤细胞的分化和效应功能。IL-2 可增强 CTL 细胞穿孔素基因的表达，诱导 CTL、NK 细胞和 LAK 细胞等多种杀伤细胞的分化，并诱导杀伤细胞产生 IFN-γ、TNF-α 等细胞因子。

③直接作用于 B 淋巴细胞，促进其增殖、分化和 Ig 分泌。

④抗肿瘤、治疗感染性疾病等。目前，重组 IL-2 已用于临床治疗肿瘤以及感染性疾病等。IL-2 的临床应用主要有抗肿瘤、治疗感染性疾病、免疫佐剂作用（adjuvanticity）和治疗类风湿性关节炎等几个方面。

IL-2 在体外可诱导外周血单核细胞（PBMC）或肿瘤浸润淋巴细胞（TIL）成为淋巴因

子激活的杀伤细胞（LAK）。LAK/IL-2 对肾细胞癌、黑素瘤、非何杰金氏淋巴瘤、结肠直肠癌有较明显的疗效，对肝癌、卵巢癌、头颈部鳞癌、膀胱癌、肺癌等有不同程度的疗效。

动物实验结果表明，IL-2 对某些因细胞免疫功能低下而受病毒感染，需增强细胞免疫功能的病人有一定疗效。IL-2 本身无直接抗病毒活性，它是通过增强 CTL、NK 细胞活性以及诱导产生 IFN-γ 而介导抗病毒感染的。目前用 IL-2 治疗活动性肝炎已显示出疗效，对于单纯疱疹病毒感染、艾滋病（已进入Ⅱ期临床验证）、结节性麻风、结核杆菌感染等也有一定疗效。如重组 IL-2 明显延长被结核杆菌 H37RV 株感染的小鼠和豚鼠的半数死亡时间，降低死亡率，减少感染动物脾、肺组织内的结核杆菌数。应用 IL-2 作为佐剂与免疫原性弱的亚单位疫苗联合应用，可提高机体保护性免疫应答的水平。此外，IL-2 还具有降低血压作用，有治疗高血压的潜力。IL-2 白喉毒素融合蛋白具有治疗类风湿性关节炎的潜力。IL-2 融合毒素主要作用于 CD4 阳性淋巴细胞，有较好的选择性。重组 IL-2 在体内大剂量使用毒性作用较大，可引起毛细血管渗漏综合征（capillary leak syndrome，CLS）。IL-2 半衰期短，有时还可在体内诱导产生一定量的抗体。

检测 IL-2 的生物学活性，可间接了解辅助性 T 淋巴细胞的功能。IL-2 是由活化的辅助性 T 淋巴细胞分泌的一种细胞增殖因子，具有促 T 淋巴细胞增殖和维持 T 淋巴细胞体外长期生长的作用。IL-2 的产生水平反映 T 淋巴细胞的功能，不仅是免疫调节重要的研究对象，而且与临床多种疾病密切相关。

IL-2 的生物活性检测是检测 IL-2 对靶细胞（或反应细胞）的促增殖作用的能力。以可增殖细胞中 DNA 合成或酶活性为指示系统，通过测定 ^{3}H-TdRDNA 掺入量或 MTT（四甲基偶氮唑盐）比色法的吸光度值，并通过与标准品对照，间接测定 IL-2 的生物活性单位。

以下 3 类细胞可作为 IL-2 的检测细胞：①IL-2 依赖细胞株，如 CTLL、CTLL-2，尤以后者最为常用；②有丝分裂原活化的 T 淋巴母细胞；③小鼠胸腺细胞。

实验原理

CTLL-2 为 IL-2 依赖细胞株，可用于 IL-2 生物学活性定量检测。本实验以 CTLL-2 细胞作为反应细胞，采用 MTT 比色法，通过测定 CTLL-2 细胞的增殖量来确定 IL-2 的生物学活性。

IL-2 生物学活性测定是以 IL-2 能维持 IL-2 依赖细胞的代谢和存活，促进这类细胞的增殖为基础的。细胞在增殖时能量代谢增强，提供合成多种大分子物质和细胞分裂所需要的能量；能量代谢的水平与细胞合成 DNA 水平相当。因此，测定细胞能量代谢的水平可间接地反映细胞增殖情况。

MTT 是一种淡黄色的水溶性化合物，活细胞（特别是增殖期的细胞）通过线粒体能量代谢过程中的琥珀酸脱氢酶的作用，使淡黄色的 MTT 分解产生蓝色结晶状甲䐶（fomazan），在细胞内或细胞周围沉积，产生的甲䐶量与细胞增殖量成正比。甲䐶经裂解液作用后可溶解显色，溶解液的吸光度值与细胞代谢及 IL-2 活性成正相关。

📝 实验材料、用具、仪器与试剂

1. 实验材料　CTLL-2 细胞系、胎牛血清（fetal bovine serum，FBS）、重组人白细胞介素-2 标准品及待测 IL-2 样品（供试品）等。

2. 实验用具　0.22 μm 微孔滤膜、96 孔细胞培养板、多头细胞收集器、微量移液器等。

3. 实验仪器　CO_2 培养箱、酶标仪等。

4. 实验试剂

(1) 磷酸盐缓冲液（PBS）　NaCl 8 g、KCl 0.2 g、Na_2HPO_4 1.44 g、KH_2PO_4 0.24 g，在 800 mL 蒸馏水中溶解后，用 HCl 溶液调节 pH 至 7.2～7.4，加水定容至 1 L。

(2) RPMI-1640 培养液　含 2 mmol/L 谷氨酰胺、25 mmol/L Hepes、10 U/mL 青霉素、100 μg/mL 链霉素。

(3) 基础培养液　取胎牛血清（FBS）10 mL，加 RPMI-1640 培养液 90 mL，4 ℃保存。

(4) 完全培养液　取上述基础培养液 100 mL，加重组人白细胞介素-2 至终浓度为 400～800 IU/mL。4 ℃保存。

(5) MTT 溶液　MTT 0.1 g，加 PBS 缓冲液溶解并稀释成 20 mL，经 0.22 μm 微孔滤膜过滤除菌。

(6) 裂解液　15% 十二烷基硫酸钠溶液。

📝 实验方法

1. 标准品溶液的制备　取重组人白细胞介素-2 生物学活性测定的国家标准品，按使用说明书复溶后，用基础培养液稀释至每毫升含 200 IU。在 96 孔细胞培养板中，做 2 倍系列稀释，共 8 个稀释度，每个稀释度做 3 个重复。每孔分别留 50 μL 标准品溶液，弃去孔中多余溶液。以上操作在无菌条件下进行。

2. CTLL-2 细胞的制备　取传代培养 48～60 h 对数生长期的 CTLL-2 细胞，用基础培养液离心洗涤 2 次，每次 1 000 r/min 离心 5 min，再用基础培养液调制细胞浓度为 $1×10^5$ 个/mL，用于供试品 IL-2 生物学活性的测定。

3. 供试品溶液的制备　将供试品按标示量复溶后，用基础培养液稀释成每毫升约含 200 IU。在 96 孔细胞培养板中，做 2 倍系列稀释，共 8 个稀释度，每个稀释度做 3 个重复。每孔分别留 50 μL 供试品溶液，弃去孔中多余溶液。以上操作在无菌条件下进行。

4. MTT 法测定　CTLL-2 细胞用完全培养液于 37 ℃、5% CO_2 培养箱中培养至足够量，离心收集 CTLL-2 细胞，用 RPMI-1640 培养液洗涤 3 次，然后重悬于基础培养液中，配制成每毫升含 $6.0×10^5$ 个细胞的细胞悬液，置 37 ℃、5% CO_2 培养箱中备用。在加有标准品溶液和供试品溶液的 96 孔细胞培养板中，每孔加入细胞悬液 50 μL，另设培养液对照孔（含 50 μL 细胞和 50 μL 基础培养液），于 37 ℃、5% CO_2 培养箱中培养 18～24 h。每孔加入 20 μL MTT 溶液，于 37 ℃、5% CO_2 培养箱中培养 4～6 h 后，每孔加入裂解液 150 μL，于 37 ℃、5% CO_2 培养箱中培养 18～24 h。以上操作均在无菌条件下进行。混匀

96 孔细胞培养板中的液体，放入酶标仪，以 630 nm 为参比波长，于 570 nm 处测定吸光度，记录测定结果。

5. 供试品的生物学活性计算 实验数据采用计算机程序或参数回归计算法进行处理。并按下式计算供试品的生物学活性。

$$供试品的生物学活性（IU/mL）= P_r \times [（D_s \times E_s）/（D_r \times E_r）]$$

式中，P_r 为标准品的生物学活性（IU/mL）；D_s 为供试品的预稀释倍数；E_s 为供试品相当于标准品半效量的稀释倍数；D_r 为标准品的预稀释倍数；E_r 为标准品的半效稀释倍数。

实验结果

1. 记录标准品和供试品各个稀释度的吸光度值。

2. 计算供试品 IL-2 的生物学活性。

注意事项

1. MTT 溶液要现配现用，在 4 ℃避光保存。若有蓝色颗粒，需过滤。

2. CTLL-2 细胞冻存后复苏较困难，而长期培养又易产生变异而干扰 IL-2 活性测定，应加以注意。

3. CTLL-2 细胞洗涤要充分，因原生长培养液中含有 IL-2，但操作必须轻柔，离心速度不宜过高，否则影响细胞的增殖。

4. 加标准 IL-2 或供试品时，应按低浓度到高浓度顺序加入，且不可共用加样枪头。

5. CTLL-2 细胞存活率应大于 95%（细胞折光性好，形态饱满），洗涤时操作不要太猛烈，因 CTLL-2 细胞膜极脆，容易破碎而影响检测结果。

6. CTLL-2 细胞对鼠 IL-4 也有增殖反应，若样品中含有鼠 IL-4 将影响检测结果的准确性，此时可用抗鼠 IL-4 McAb 处理待测样品后再进行检测。但 CTLL-2 细胞对人 IL-4 无增殖反应。

7. 加入 MTT 的最佳时间应为培养液对照（无 IL-2）孔细胞全部死亡时，一般时间是细胞培养至 8~24 h。

8. 裂解液（15%十二烷基硫酸钠溶液）的使用期限不得超过 12 个月。

📝 **课后思考**

1. 除了 MTT 法，还有哪些方法可测定 IL-2 的生物学活性？

2. IL-2 活性的计算方法有多种。除了上面所述的方法外，还可通过什么方法对结果进行计算处理，得出 IL-2 的活性？

实 验 25

人白细胞抗原（HLA）分型技术

实验目的

1. 掌握 HLA 分型技术的原理。
2. 掌握 HLA 不同分型方法的技术要领。

课前预习

HLA 分型技术在移植免疫和法医物证鉴定上已广泛应用。目前，HLA 分型方法可归为三类：

①血清学分型的微量淋巴细胞毒性试验。主要用于检测 HLA-A、HLA-B、HLA-C、HLA-DR 和 HLA-DQ 基因座的抗原。目前所用的微量淋巴细胞毒性试验（microlymphocytotoxic test）又称补体依赖性细胞毒性试验（complement dependent cytotoxicity test，CDC），分为检测 HLA-A、HLA-B、HLA-C 抗原和 HLA-DR、HLA-DQ 抗原两种方法。

②细胞分型技术中淋巴细胞培养试验。主要用于检测 HLA-DP 和 HLA-D 基因座的抗原。通过纯合子分型细胞（homozygote typing cell，HTC）及预致敏淋巴细胞试验（primed lymphocyte test，PLT）对 HLA-D 与 HLA-DP 抗原进行检测。两种方法的基本原理都是淋巴细胞在识别 HLA 抗原表位后是否发生增殖反应。由于分型细胞来源困难且操作过程烦琐，因此该技术应用相对较少。

③DNA 分型技术。可检测 HLA 所有等位基因。目前，常用的 DNA 分型技术以 PCR 技术为基础，主要包括限制性片段长度多态性-PCR（restriction fragment length polymorphism-PCR，RFLP-PCR）、序列特异性寡核苷酸-PCR（sequence specific oligonucleotide-PCR，SSO-PCR）、序列特异性引物-PCR（sequence specific primer-PCR，SSP-PCR）等。目前，随着分子生物学技术的发展，越来越多的技术被应用于 HLA 分型的检测，如利用 PCR 做组特异性扩增，采用荧光标记引物 PCR 循环测序法直接从待检 HLA 的 DNA 序列上读取多态性信息，是目前最精确的分型方法，也是发现新等位基因的理想工具。此外，DNA 芯片技术分型法也取得了很大的进步，为 HLA 分型提供了有效快速的方法。血清学分型的微量淋巴细胞毒性试验、细胞分型技术中淋巴细胞培养试验主要侧重于分析 HLA 产物特异性；DNA 分型技术则侧重于检测编码 HLA 抗原基因多态性。

I. 血清学分型技术——微量淋巴细胞毒性试验

实验原理

　　淋巴细胞膜上的 HLA 抗原与已知 HLA 血清中相应抗体结合后，激活补体的经典途径，导致细胞膜损伤，细胞溶解破裂，细胞质被染色，在倒置显微镜下观察着色细胞的百分比。通常以着色细胞占细胞总数的百分比大于 20% 为阳性反应，即待检淋巴细胞表面具有已知抗血清所针对的抗原。

实验材料、用具、仪器与试剂

　　1. 实验材料　家兔、T 淋巴细胞或外周血淋巴细胞、纯化的 B 淋巴细胞、兔补体。
　　2. 实验用具　微量移液器、Teriyaki 血清分型板（标准 HLA 分型血清微量细胞毒性试验板）、玻璃珠纤维等。
　　3. 实验仪器　倒置显微镜、离心机、冰箱等。
　　4. 实验试剂
　　（1）淋巴细胞分离液　等渗聚蔗糖-泛影葡胺（ficoll-hypaque）混合液，相对密度为 1.075～1.092。
　　（2）其他试剂　5% 伊红染色液、12% 福尔马林（pH 7.2～7.4）、RPMI-1640 培养液或 Teriyaki 液等。

实验方法

　　1. 淋巴细胞的分离　HLA-A、HLA-B 和 HLA-C 抗原分型时，可用 T 淋巴细胞或外周血淋巴细胞；进行 HLA-DR、HLA-DQ 抗原分型时，需要纯化的 B 淋巴细胞。若使用 Teriyaki 血清分型板干板，用前每孔加 1 μL 蒸馏水溶解冻干型血清后，再进行常规操作；若使用湿板，用前置于 37 ℃ 条件下 1 h 后再进行常规操作。用 RPMI-1640 培养液或 Teriyaki 液调节细胞浓度。
　　HLA-A、HLA-B 和 HLA-C 分型时，在分型板中按每孔 1 μL 加入 T 淋巴细胞或外周血淋巴细胞悬液 [（2～2.5）×10^6 个/mL]；HLA-DR 和 HLA-DQ 分型时，在分型板中按每孔 1 μL 加入待检 B 淋巴细胞悬液 [（2～2.5）×10^6 个/mL]。把细胞加到分型板的血清中，轻轻晃动反应板，使细胞和血清充分混合。
　　2. 预培养反应　将 HLA-A、HLA-B 和 HLA-C 分型板于 22～25 ℃ 下孵育 30 min，将 HLA-DR 和 HLA-DQ 分型板于 22～25 ℃ 下孵育 60 min。
　　3. 培育反应　在分型板中按每孔 5 μL 加入兔补体，将 HLA-A、HLA-B 和 HLA-C 分型板于 22～25 ℃ 孵育 60 min，将 HLA-DR 和 HLA-DQ 分型板于 22～25 ℃ 孵育 120 min。
　　4. 染色　在分型板中按每孔 5 μL 加入 5% 伊红染色液，22～25 ℃ 染色 5 min 后，每孔加入 12% 福尔马林 8 μL 固定和终止反应。

5. 观察结果 培养液静置 1 h 后，使细胞充分沉到孔底，在倒置显微镜下观察并计数。阳性细胞（死细胞）呈暗红色，体积增大、扁平、不折光；阴性细胞（活细胞）小而亮，不着色、有折光性。一般统计 100～200 个细胞，计算死细胞百分比并打分，按百分比或打分具体判断 HLA 的强弱（表 25-1）。

表 25-1　淋巴细胞毒性试验形态学的判别记分标准

死细胞百分比	记　分	意　义
0%～10%	0 分	阴性
11%～20%	2 分	可疑阴性
21%～40%	4 分	可疑阳性
41%～80%	6 分	阳性
81%～100%	8 分	强阳性

实验结果

在倒置显微镜下观察本小组的淋巴细胞形态，统计 200 个细胞，计算其死细胞百分比并打分，按百分比或打分判断 HLA 的强弱。

注意事项

1. 采集的补体需将 20 只以上的兔血清混合后小量分装，−20 ℃低温保存，保证补体新鲜，使用前需测定其效价和细胞毒性。

2. HLA-DR 和 HLA-DQ 分型所用的抗凝血必须是经过血小板吸附去除Ⅰ类抗原的抗体，待测的淋巴细胞必须是经纯化的 B 淋巴细胞。

3. 为了减少血小板污染，获得纯度更高的淋巴细胞，用于分型的血液标本最好用玻璃珠纤维抗凝，分离的淋巴细胞放置时间不应超过 12 h。否则，淋巴细胞活力下降将影响结果判断。

4. 待检淋巴细胞、分型血清与补体必须充分混合。否则，抗血清与补体不能与分型板中细胞表面的抗原特异性充分作用，导致出现假阴性结果。

5. 购买 Terasaki 血清分型板时，需注意选择适合本地区使用的类型，即分型板中抗血清的种类要覆盖本地区 80%以上的抗原，并且出现频率高的抗原每种抗血清要备份 3 份以上，出现频率低的抗血清每种备份 2 份以上。

6. HLA 分型板分为干板和湿板两种。干板储存于 2～8 ℃，湿板储存于−80 ℃等超低温冰箱中。

Ⅱ. 细胞学分型技术——HLA-D 抗原的检测

实验原理

将已知型别的 HLA-D HTC 经过适当处理，使其失去免疫原性，但仍保持抗原性（反应原性）。由于该细胞是两个单体型完全相同的纯合子配型细胞，因此只有一种 D 抗原。将其与待检细胞进行混合淋巴细胞培养，如果待检细胞受到 HTC 刺激后不发生增殖反应，就说明 HLA-D HTC 具有和 HTC 相同的 HLA-D 抗原。

实验材料、用具、仪器与试剂

1. **实验材料**　刺激细胞（HTC）、反应细胞（待检细胞）。
2. **实验用具**　微量移液器、玻璃纤维滤纸、96 孔细胞培养板、液闪瓶等。
3. **实验仪器**　β-液闪计数仪、超净工作台、水浴锅、干燥箱、CO_2 培养箱等。
4. **实验试剂**　FCS、RPMI-1640 培养液、丝裂霉素 C（或 ^{60}Co）、^3H-TdR、5％三氯醋酸、闪烁液、无水乙醇、生理盐水等。

实验方法

1. HTC 的灭活刺激　取已知型别的 HTC，加丝裂霉素 C（25 μg/mL），于 37 ℃水浴 40 min 使细胞灭活，RPMI-1640 培养液洗涤 3 次后，用含 10％ FCS 的 RPMI-1640 培养液调节细胞浓度为 5.0×10^5 个/mL。或者直接用 ^{60}Co（40 Gy）照射 10 min 后，调节细胞浓度。

2. 反应细胞的准备　分离待检淋巴细胞并调节细胞浓度为 5.0×10^5 个/mL。

3. 细胞的培养　准备 96 孔细胞培养板，做好标记。依次向细胞培养板中加入待检细胞 100 μL（含 5×10^4 个细胞）、HTC 100 μL（含 5×10^4 个细胞），进行混合培养，每份样品做 3 个重复。

将 96 孔细胞培养板置 5％ CO_2 培养箱内，37 ℃培养 72 h。在培养结束前 24 h，每孔加入终浓度为 1 μCi/mL 的 ^3H-TdR。

培养结束后，用细胞收集器将培养细胞吸附于玻璃纤维滤纸上，依次分别用生理盐水、5％三氯醋酸和无水乙醇洗涤、固定和脱色，置干燥箱内（60～80 ℃）烘 30 min。

将干燥的滤纸投入盛有 5 mL 闪烁液的液闪瓶中，用 β-液闪计数仪计算每瓶的放射性，即每分钟脉冲数（cpm）。

4. 结果判定　反应细胞受到 HCT 刺激后不发生增殖反应为阳性，即待检细胞与 HTC 有相同的 HLA-D 抗原。

实验结果

记录本小组的实验结果，并根据实验结果判断本小组的待检细胞是否有与 HTC 相同的 HLA-D 抗原。

▣ 注意事项

1. 注意无菌操作。
2. 如果用丝裂霉素 C 灭活刺激细胞，应充分洗涤细胞，防止丝裂霉素 C 残留。
3. 用放射线照射灭活刺激细胞时，应注意剂量，防止细胞死亡。
4. 用放射性核素掺入法测定时，应注意采取保护措施。

Ⅲ. 细胞学分型技术——HLA-DP 抗原的检测

▣ 实验原理

以待检者淋巴细胞作为刺激细胞，以预致敏淋巴细胞（primed lymphocyte，PLT）为反应细胞，进行混合淋巴细胞培养，观察反应细胞的增殖情况。待测细胞中每分钟脉冲数（cpm）接近于阳性对照所诱发的每分钟脉冲数者为阳性反应，说明该待测细胞的 HLA-DP 位点特异性与已知 HLA 型别的刺激细胞相同；接近于阴性对照所诱发的每分钟脉冲数者为阴性反应，说明该待测细胞的 HLA-DP 位点特异性与已知 HLA 型别的刺激细胞不同；每分钟脉冲数介于阳性对照和阴性对照之间，则不能判断是阳性反应还是阴性反应，称为中间型。

▣ 实验材料、用具、仪器与试剂

1. **实验材料** 刺激细胞 1（待检细胞）、刺激细胞 2（已知 HLA 型别的淋巴细胞）、反应细胞。
2. **实验用具** 微量移液器、玻璃纤维滤纸、96 孔细胞培养板、液闪瓶等。
3. **实验仪器** β-液闪计数仪、超净工作台、恒温培养箱、CO_2 培养箱等。
4. **实验试剂** FCS、RPMI-1640 培养液、丝裂霉素 C、^{3}H-TdR、5％三氯醋酸、闪烁液、无水乙醇、生理盐水等。

▣ 实验方法

1. 预致敏淋巴细胞的准备

（1）刺激细胞 2 的灭活 向刺激细胞 2 悬液中加入丝裂霉素 C（25 μg/mL），37 ℃恒温培养箱孵育 40 min 使细胞灭活，RPMI-1640 培养液洗涤 3 次后，用含 10％ FCS 的 RPMI-1640 培养液将淋巴细胞数调整为 1×10^6 个/mL。

（2）反应细胞的准备 取与刺激细胞 2 有一单体型相同个体的淋巴细胞，调整细胞浓度为 1×10^6 个/mL，即反应细胞。

（3）反应细胞的致敏 取 6 mL 反应细胞悬液和 3 mL 灭活的刺激细胞 2 悬液，装入 50 mL 培养瓶中，37 ℃培养 9～14 d。培养结束，离心弃上清。用含 10％ FCS 的 RPMI-1640 培养液调成细胞悬液，计数、回收、液氮保存，同时保存反应细胞和刺激细胞 2。

2. 细胞的培养　准备 96 孔细胞培养板，做好标记。依次加入反应细胞（预致敏淋巴细胞）100 μL（1.5×10^5 个细胞），刺激细胞 100 μL（1×10^5 个细胞）。同时以刺激细胞 2 作为阳性对照，以反应细胞作为阴性对照，各做 3 个重复。将 96 孔细胞培养板置 5% CO_2 培养箱内，37 ℃培养 72 h。在培养结束前 24 h，每孔加入 ^{3}H-TdR 使其终浓度为 1 μCi/mL。

培养结束后用细胞收集器将培养细胞吸附于玻璃纤维滤纸上，依次分别用生理盐水、5% 三氯醋酸和无水乙醇洗涤、固定和脱色，置干燥箱内（60～80 ℃）烘 30 min。将干燥的滤纸投入盛有 5 mL 闪烁液的液闪瓶中，用 β-液闪计数仪计算每瓶的放射性，即每分钟脉冲数（cpm）。

☑ 实验结果

记录并计算待测细胞每分钟脉冲数（cpm），判断待检细胞 HLA-DP 抗原的情况。

☑ 注意事项

1. 注意无菌操作。
2. 如果用丝裂霉素 C 灭活细胞，应充分洗涤细胞，以防止丝裂霉素 C 的残留。
3. 用放射性核素掺入法测定时，注意保护措施。

Ⅳ. DNA 分型技术——限制性片段长度多态性-PCR

☑ 实验原理

以检测 HLA-DR1 为例。利用 PCR 技术扩增目的基因片段后，用多种限制性核酸内切酶对 PCR 扩增产物进行酶切，不同的基因序列会生成不同的酶切产物，从而产生不同的电泳图谱，由此可鉴定 HLA 基因的特异性。

☑ 实验材料、用具、仪器与试剂

1. 实验材料　EDTA 抗凝血。
2. 实验用具　微量移液器、无菌 eppendorf 管等。
3. 实验仪器　PCR 仪、高速离心机、酶标仪、琼脂糖凝胶电泳仪、聚丙烯酰胺凝胶电泳仪、恒温水浴箱等。

4. 实验试剂

(1) PBS 缓冲液（pH 7.4）　　NaCl 8.5 g、$Na_2HPO_4 \cdot 12H_2O$ 2.85 g 或 $Na_2HPO_4 \cdot 2H_2O$ 1.13 g、KCl 0.2 g、KH_2PO_4 0.27 g，用蒸馏水溶解并定容至 1 L，调节 pH 至 7.4。

(2) 1 mol/L Tris-HCl（pH 8.0）　　称取 Tris 6.06 g，加超纯水 40 mL 溶解，滴加浓 HCl 约 2.1 mL，调 pH 至 8.0，定容至 5.0 mL。

(3) 0.5 mol/L EDTA（pH 8.0）　　称取 EDTA-2Na·H_2O 9.306 g，加超纯水 35 mL，剧烈搅拌，用 NaOH 颗粒调 pH 至 8.0，定容 50 mL。

(4) TE 缓冲液　　含 10 mol/L Tris-HCl（pH 8.0）、1 mmol/L EDTA（pH 8.0）。

(5) DNA 提取液　　含 10 mmol/L Tris-HCl、0.1 mmol/L EDTA、20 μg/mL 胰 RNA 酶、0.5% SDS（pH 8.0）。

(6) TNE 液　　含 10 mmol/L Tris-HCl、100 mmol/L NaCl、1 mmol/L EDTA。

(7) 其他试剂　　胰 RNA 酶、10×PCR 缓冲液、蛋白酶 K、饱和酚、氯仿、异戊醇、限制性核酸内切酶 *Asa* Ⅱ 和 *Pst* Ⅰ、PCR 混合物、75% 乙醇、三重蒸馏水等。

实验方法

1. 血液白细胞的准备　　取约 20 mL EDTA 抗凝血，经 1 300 r/min 离心 15 min。弃上清，小心吸取淡黄色下层液体，移入另一个离心管中。离心后弃上层血浆，沉淀用 15 mL DNA 提取液重新悬起，37 ℃ 保温 1 h。

2. 基因组 DNA 提取并定量（丙醇沉淀法）　　收集细胞，稀释为 $5 \times 10^6 \sim 5 \times 10^7$ 个/mL，用 PBS 缓冲液洗 1 次。

裂解白细胞。用 3 mL TNE 液使细胞悬起（含 400 μg/mL 蛋白酶 K 和 1% SDS），轻柔搅拌至液体黏稠，37 ℃ 保存 1~4 h。加等体积饱和酚，轻轻混匀 15 min，5 000 r/min 离心 15 min。

移上清至另一个离心管中，加入氯仿-异戊醇（24∶1），上下颠倒充分混匀，5 000 r/min 离心 15 min，小心吸取上层黏稠水相，移至另一个离心管中。重复 1 次。

往上清中加 2 倍体积异丙醇（如果沉淀时间有限，可用预冷的异丙醇使其沉淀充分），颠倒混匀后（动作要轻巧，防止基因组 DNA 因用力过猛而断裂），可见丝状沉淀，可用枪头小心挑出至另一个 1.5 mL 离心管中。加入 1 mL 75% 乙醇洗涤 DNA，5 000 r/min 离心 15 min，弃上清。室温挥发残留的乙醇（不要让 DNA 完全干燥），用 1 mL TE 缓冲液悬起 DNA。

将待测样品适度稀释后，测量 260 nm 和 280 nm 波长处的吸光度，分别记为 OD_{260} 和 OD_{280}，根据两者的比值判断样品纯度，并计算 DNA 含量：$OD_{260} \times 50$ μg/mL×稀释倍数，分装后置 −20 ℃ 冰箱，备用。

3. 目的基因的扩增　　PCR 扩增体系为（25 μL）：上、下游引物各 1 μL，DNA 模板 2 μL（约 50 ng），PCR 混合物 12.5 μL，三重蒸馏水 8.5 μL。PCR 扩增条件为：94 ℃ 预变性 5 min；94 ℃ 变性 30 s、55 ℃ 退火 50 s、72 ℃ 延伸 40 s，扩增 30 个循环。

4. PCR 扩增产物的琼脂糖凝胶电泳分析　　双酶切体系（20 μL）：按照说明在无菌 eppendorf 管中依次加入 10 μL PCR 产物、限制性核酸内切酶 *Asa* Ⅱ 和 *Pst* Ⅰ 各 0.5 μL、10×PCR 缓冲液 2 μL 和三重蒸馏水 7 μL，混匀，置 37 ℃ 水浴 3 h。采用聚丙烯酰胺凝胶电泳分析 PCR 产物的酶切位点数量。

✏️ 实验结果

参照限制性核酸内切酶酶切位点在 HLA 等位基因的分布情况，通过聚丙烯酰胺凝胶染色，观察酶切产物条带数量，分析其酶切位点的数量，对样本 HLA 基因型的类型进行判断。

✏️ 注意事项

1. 由于肝素可降低酶的活性，因此血液样本最好不要用肝素抗凝。
2. 凝胶电泳所用试剂，如溴化乙锭等对身体有害，应注意防护。
3. 如果限制性片段长度多态性分析发现带型复杂，则需借助计算机软件进行判断。
4. RFLP-PCR 方法简单、敏感、准确，无须使用放射性核素，但由于限制性核酸内切酶不能识别所有的碱基变化，因此 RFLP-PCR 技术不能检出所有的 HLA 等位基因。

V. DNA 分型技术——序列特异性引物-PCR

✏️ 实验原理

通过设计针对待检 HLA 型别的序列特异性引物（SSP），控制 PCR 反应条件，扩增出仅与特异性引物互补的等位基因，而不扩增其他的等位基因，通过琼脂糖凝胶电泳直接鉴定 PCR 产物的 HLA 型别。该方法操作简单快速，结果容易观察。为了检出所有的等位基因，需设计多对 SSP 进行扩增。

✏️ 实验材料、用具、仪器与试剂

1. **实验材料**　EDTA 抗凝血。
2. **实验用具**　微量移液器、eppendorf 管等。
3. **实验仪器**　涡旋振荡器、PCR 仪、琼脂糖凝胶电泳仪等。
4. **实验试剂**
（1）**PBS 缓冲液**（pH 7.4）　NaCl 8.5 g、$Na_2HPO_4 \cdot 12H_2O$ 2.85 g 或 $Na_2HPO_4 \cdot 2H_2O$ 1.13 g、KCl 0.2 g、KH_2PO_4 0.27 g，用蒸馏水溶解并定容至 1 L，调节 pH 至 7.4。
（2）**其他试剂**　DNA 提取液、TNE 液、TE 缓冲液、Tris-HCl、EDTA、胰 RNA 酶、氯仿、异戊醇、饱和酚、75% 乙醇、SSP 引物、PCR 混合物、内参引物、三重蒸馏水等。

实验方法

1. 血液白细胞的准备 取约 20 mL EDTA 抗凝血，经 1 300 r/min 离心 15 min，弃上清，小心吸取淡黄色下层液体，移入另一个离心管中，离心后弃上层血浆，沉淀用 15 mL DNA 提取液重新悬起，37 ℃保温 1 h。

2. 基因组 DNA 的提取并定量（丙醇沉淀法） 收集细胞，稀释为 $5\times10^6\sim5\times10^7$ 个/mL，用 PBS 缓冲液洗 1 次。

裂解白细胞。用 3 mL TNE 液（含 400 μg/mL 蛋白酶 K 和 1％SDS）使细胞悬起，轻柔搅拌至液体黏稠，37 ℃保存 1～4 h。加等体积饱和酚，轻轻混匀 15 min，5 000 r/min 离心 15 min。

移上清至另一个离心管中，加入氯仿-异戊醇（24∶1），上下颠倒充分混匀，5 000 r/min 离心 15 min。小心吸取上层黏稠水相，移至另一个离心管中，重复一次。

往上清中加 2 倍体积异丙醇（如果沉淀时间有限，可用预冷的异丙醇使其沉淀充分），颠倒混匀后（动作要轻巧，防止基因组 DNA 因用力过猛而断裂），可见丝状沉淀，可用枪头小心挑出至另一个 1.5 mL 离心管中。

加入 1 mL 75％乙醇洗涤 DNA，5 000 r/min 离心 15 min，弃上清。室温挥发残留的乙醇（不要让 DNA 完全干燥），用 1 mL TE 缓冲液悬起 DNA。

将待测样品适度稀释后，测量 260 nm 和 280 nm 波长的吸光度，分别记为 OD_{260} 和 OD_{280}，根据两者的比值判断样品纯度，并计算 DNA 含量：$OD_{260}\times50$ μg/mL×稀释倍数，分装后置−20 ℃冰箱，备用。

3. 目的基因的扩增 以 HLA-DR1 为例，设计等位基因序列特异性引物。针对 HLA-DR1 的等位基因设计多对 SSP 和 1 对内参引物。内参引物是作为内部质量控制的引物对，其扩增非 HLA 序列，作为检测反应体系 PCR 扩增情况的指标。在没有特异性扩增的样本中，内部质控条带显著，并且只有 1 条带，在有目标序列扩增的样本中，内部质控条件明显变暗，而目标条带明亮。

PCR 扩增体系（25 μL）为：SSP 上、下游引物各 1 μL，内参上、下游引物各 1 μL，PCR 混合物 12.5 μL，基因组 DNA 2 μL，三重蒸馏水 6.5 μL。PCR 扩增条件为：94 ℃预变性 5 min；94 ℃变性 20 s、65 ℃退火和延伸 60 s，扩增 30 个循环。

4. PCR 产物的电泳分析 采用琼脂糖凝胶电泳分析扩增后的 PCR 产物。根据相应 PCR 产物是否出现判断 HLA 型别，即相应 SSP 扩增产物出现，表示待测基因组中存在与特异性引物互补的 DNA 序列。

实验结果

根据本小组的 PCR 产物电泳检测分析结果，判断待检基因的 HLA 型别。

📝 注意事项

1. 对一个样本进行 HLA 分型时，需根据该等位基因的数目设计多对 SSP，每对 SSP 需用 1 支 eppendorf 管单独扩增。

2. 凝胶电泳所使用的 DNA 染料溴化乙锭是致癌物，操作时应注意自我保护。

3. PCR 混合物中所使用 Taq 多聚酶应无 $3'{\rightarrow}5'$ 外切酶活性，否则，容易出现假阳性。

4. 采用每对 SSP 扩增等位基因时，均需要扩增内参引物，以避免假阴性结果的出现。

VI. DNA 分型技术——序列特异性寡核苷酸-PCR

📝 实验原理

首先人工合成与待检 HLA 等位基因互补的寡核苷酸；然后用放射性核素或非放射性标记物进行标记（SSO 探针），与 PCR 扩增的目的片段杂交，根据阳性斑点判断待检基因的 HLA 型别。

HLA 等位基因繁多，需要大量的探针对每个 DNA 样本进行多次杂交才能完成实验。由此出现了一种反向杂交法（reverse hybridization），即将各种不同的探针固定在一张膜上，再将 PCR 产物进行标记，以 PCR 产物与探针杂交。这样一次杂交可完成多个等位基因分析。该方法灵敏度高、特异性强、需要的样本量少，但不同探针的杂交条件必须严格统一，否则容易出现误差。

📝 实验材料、用具、仪器与试剂

1. 实验材料　EDTA 抗凝血。

2. 实验用具　尼龙膜、杂交袋、微量移液器、eppendorf 管等。

3. 实验仪器　恒温水浴摇床、PCR 仪、放射检测仪等。

4. 实验试剂

（1）20×SSPE 液　175.3 g NaCl、27.6 g $NaH_2PO_4 \cdot H_2O$、7.4 g EDTA，用水定容至 1 L。

（2）50×denhardt　2.5 g 聚蔗糖 400、2.5 g 聚乙烯比咯烷酮、2.5 g 牛血清白蛋白，用蒸馏水溶解并定容至 250 mL。

（3）预杂交液　5×SSPE、5×denhardt、0.5% SDS、100 $\mu g/mL$ 变性并裂解的鲑精 DNA。

（4）10×T₄ 多核苷酸激酶缓冲液　0.5 mol/L Tris-HCl，pH 7.6。

（5）变性液　0.4 mol/L NaOH、25 mmol/L EDTA。

（6）中和液　3 mol/L NaCl、0.3 mol/L 柠檬酸钠。

（7）洗膜液Ⅰ　2×SSPE、0.5% SDS。

（8）洗膜液Ⅱ　0.1×SSPE、0.5% SDS。

(9) 其他试剂 DNA 提取液、TNE 液、氯仿、异戊醇、饱和酚、75％乙醇、TE 缓冲液、放射性核素（γ-^{32}P）、T$_4$ 多核苷酸激酶、MgCl$_2$、二硫苏糖醇、NaOH、EDTA、dNTP、牛血清白蛋白、NaH$_2$PO$_4$·H$_2$O、50％甲酰胺、三重蒸馏水等。

实验方法

1. 血液白细胞的准备 取约 20 mL EDTA 抗凝血，经 1 300 r/min 离心 15 min，弃上清，小心吸取淡黄色下层液体，移入另一个离心管中，离心后弃上层血浆，沉淀用 15 mL DNA 提取液重新悬起，37 ℃保温 1 h。

2. 基因组 DNA 提取并定量（丙醇沉淀法） 收集细胞，计数细胞为 $5\times10^6\sim5\times10^7$ 个/mL，用 PBS 洗 1 次。裂解白细胞，用 3 mL TNE 液使细胞悬起（含 400 μg/mL 蛋白酶 K 和 1％SDS），轻柔搅拌至液体黏稠，37 ℃保存 1～4 h。

加等体积饱和酚，轻轻混匀 15 min，5 000 r/min 离心 15 min。移上清至另一个离心管中，加入氯仿-异戊醇（24：1），上下颠倒充分混匀，5 000 r/min 离心 15 min。小心吸取上层黏稠水相，转移至另一个离心管中。重复一次。

往上清中加 2 倍体积异丙醇（如果沉淀时间有限，可用预冷的异丙醇使其沉淀充分），颠倒混匀后（动作要轻巧，防止基因组 DNA 因用力过猛而断裂），可见丝状沉淀，可用枪头小心挑出至另一个 1.5 mL 离心管中。

加入 1 mL 75％乙醇洗涤 DNA，5 000 r/min 离心 15 min，弃上清。室温挥发残留的乙醇（不要让 DNA 完全干燥），用 1 mL TE 缓冲液悬起 DNA。

将待测样品适度稀释后，测量 260 nm 和 280 nm 波长的吸光度，分别记为 OD_{260} 和 OD_{280}，根据两者的比值判断样品纯度，并计算 DNA 含量：$OD_{260}\times50$ μg/mL×稀释倍数，分装后置－20 ℃冰箱备用。

3. 人工合成放射性核素标记的 SSO 探针 通过查阅文献，获得 HLA-DR1 所有等位基因特异性序列。放射性核素标记方法：①人工合成与目的等位基因互补的寡核苷酸，用三重蒸馏水配成浓度为 10 pmol/L。②探针标记。取 SSO 探针 1 μL，[γ-^{32}P] ATP 5 μL、10×T$_4$ 多核苷酸激酶缓冲液 2 μL、T$_4$ 多核苷酸激酶 10 IU，蒸馏水加至 20 μL，混匀，37 ℃水浴45 min，用 0.5 mol/L EDTA 1 μL 终止反应。标记的探针可直接使用或采用层析分离后使用。

4. 标本 HLA-DR1 基因的 PCR 扩增 扩增体系为：HLA-DR1 基因扩增引物、待测样本基因组 DNA、*Taq* 多聚酶、4 种 dNTP。扩增条件为：94 ℃预变性 5 min；94 ℃变性 30 s、55 ℃退火 50 s、72 ℃延伸 40 s，共扩增 33 个循环。

5. 杂交和预杂交 取若干张尼龙膜，在点样面做好标记，以区别不同的样本。在标记处加 2 μL PCR 产物，室温干燥。分别用变性液与中和液变性、中和各 10 min 后，再用紫外灯照射 10 min，使 PCR 产物连接在尼龙膜上，室温干燥。

将上述固定好 PCR 产物的尼龙膜用 20×SSPE 液浸润后放入杂交袋中；按 0.2 mL/cm^2 加入预杂交液；42 ℃预杂交 10～60 min 后，向杂交袋中加入标记好的 SSO 探针，置于 42 ℃杂交 1 h 至过夜。

6. 洗膜 取出尼龙膜，用洗膜液Ⅰ室温洗涤 2 次，第 1 次 5 min，第 2 次 15 min，将洗好的尼龙膜加入洗膜液Ⅱ中，37 ℃洗涤 30 min。

用新鲜配制的洗膜液Ⅱ洗涤尼龙膜（51～60 ℃，10 min），此步骤洗涤温度由 SSO 探针的熔解温度决定，同时根据放射检测仪检测洗膜过程来调整洗涤时间。

7. 显影 洗膜完毕后，用塑料薄膜包好尼龙膜后与感光胶片放入暗室中，在低温冰箱中进行自显影，时间需根据探针放射性活性和洗膜程度自行摸索。

8. 观察结果 在暗室对感光胶片进行常规显影和定影后，观察结果。如果待检标本可与某种 SSO 探针杂交，则胶片呈现曝光条带。

实验结果

根据胶片暗室曝光结果，分析待检基因的 HLA 型别。

注意事项

1. 放射性物质的操作应严格遵守相关规定，采取相应的防护措施。

2. 在预杂交和杂交过程中，注意要使尼龙膜与预杂交液完全接触，不应有气泡。

3. 由于不同探针的洗膜时间条件差异大，因此需要反复摸索得出合适的洗膜条件。

4. 实验结束后，尼龙膜上的探针用 0.1 mol/L NaOH 溶液洗脱后，继续用于其他探针的杂交，但整个过程中要避免尼龙膜干燥。

课后思考

1. HLA 分型技术的临床应用有哪些？

2. 比较 HLA 不同分型技术的优缺点。

实 验 26

皮肤超敏反应试验

实验目的

1. 掌握超敏反应的概念及皮肤超敏反应的发病机制。
2. 熟悉皮肤超敏反应的特点和常见疾病。

课前预习

变态反应的发现可追溯到公元前 269 年，《黄帝内经》首次描述了支气管哮喘的"噪音呼吸"。1906 年，德国学者 Von Pirquet 提出变态反应（allergy）一词，指出机体免疫有保护性和破坏性之分，而超敏反应即属于机体破坏性免疫。超敏反应（hypersensitivity）是指被某种抗原致敏的机体再次受到相同抗原刺激时，出现生理功能紊乱以及组织细胞受损的异常免疫应答。

超敏反应分类方法很多。Coombs 和 Gell 在 20 世纪 60 年代根据介导超敏反应的速度、免疫机制和临床特征将超敏反应归纳为 4 个类型：

Ⅰ型：速发型超敏反应（immediate hypersensitivity）。

Ⅱ型：细胞溶解型或细胞毒型超敏反应（cytolytictype/cytotoxictype hypersensitivity）。

Ⅲ型：免疫复合物型超敏反应（immune complex hypersensitivity）。

Ⅳ型：迟发型超敏反应（delayed type hypersensitivity，DTH）。

Ⅰ~Ⅲ型超敏反应由抗体所介导，可经血清被动转移。Ⅳ型超敏反应由 T 淋巴细胞介导，与抗体无关，可经细胞被动转移，反应发生较慢，故称迟发型超敏反应。

Ⅰ型超敏反应即速发型超敏反应，是临床最常见的一种超敏反应，其核心是在过敏原刺激下由 IgE 介导产生。其反应特点：①发生迅速，可在 2~30 min 发生；②由 IgE 介导，肥大细胞、嗜碱性粒细胞等参与反应；③主要引起组织器官生理功能紊乱，一般没有后遗症；④有明显个体差异和遗传倾向。引起 Ⅰ 型超敏反应的抗原又称为变应原（allergen）。变应原种类很多，可通过不同途径进入机体，一般通过吸入、食入、注射或直接接触使机体致敏。各种来源不同的变应原化学本质都是相对分子质量介于 1 万~7 万的蛋白质，易溶于水，便于在呼吸道和消化道内扩散。IgE 抗体是介导 Ⅰ 型超敏反应的主要因素。在正常人体中，血清 IgE 的水平含量极低，为 $0.1 \sim 0.4 \ \mu g/mL$，占血清 Ig 总量的 0.002% 以下。而在特质患者体内，特异性 IgE 含量异常增高，高达近 1 000 倍。此抗体主要由鼻咽、扁桃体、支气管和胃肠黏膜等处固有层的浆细胞产生。这些部位是过敏原最易侵入的部位。IgE 可与肥大细胞、嗜碱性粒细胞和嗜酸性粒细胞表面的 IgE 高亲和力受体（FcεR Ⅰ）结合，使这些细胞处于致敏（sensitized）状态。除 IgE 抗体外，某些 Ig 亚类（如 IgG4）也可固定在肥大细胞上，但通常不引起 Ⅰ 型超敏反应。超敏反应的临床和病理表现取决于生物活性介质作用的靶器官、组织以及炎症的持续程度。不同动物种属或个体，其易受活性介质攻击的组织器官不同，因此临床表现在不同种属和个体间的差异也很大。人类 Ⅰ 型超敏反应可表现为全身性超敏反应和局部超敏反应。全身性超敏反应包括药物过敏性休克和血清过敏性休克；局部超敏反应则包括消化道超敏反应、呼吸道超敏反应和皮肤超敏反应。Ⅰ 型超敏反应的免疫学检测包括皮肤试验、血清总 IgE 检测和特异性 IgE 检测等。

Ⅱ 型超敏反应又称为细胞溶解型或细胞毒型超敏反应，其特点是由 IgM 或 IgG 类抗体与靶细胞表面相应抗原发生特异性结合，在补体、吞噬细胞或 NK 细胞的参与下，引起的以细胞溶解或组织损伤为特征的病理性免疫反应。临床上常见的 Ⅱ 型超敏反应有输血反应、自身免疫性溶血性贫血、新生儿溶血症、药物过敏性血细胞减少症、肺出血-肾炎综合征和甲状腺功能亢进症等。Ⅱ 型超敏反应常见检验项目包括抗血细胞抗体检测和自身抗体检测，其中抗血细胞抗体检测方法包括抗球蛋白法、微柱凝胶法、凝聚胺法和酶介质法等。

Ⅲ 型超敏反应是由可溶性免疫复合物沉积于机体毛细血管基底膜后，通过补体激活，并在中性粒细胞、嗜碱性粒细胞及血小板等效应细胞的参与下，引起的以充血水肿、组织坏死和中性粒细胞浸润为主要特征的炎症反应。由循环免疫复合物引起的疾病称为免疫复合物病。临床上常见的 Ⅲ 型超敏反应有局部免疫复合物病和全身性免疫复合物病。局部免疫复合物病包括 arthus 反应和类 arthus 反应；全身性免疫复合物病包括血清病、系统性红斑狼疮以及链球菌感染引起的肾小球肾炎等。

Ⅳ 型超敏反应是由 T 淋巴细胞介导的免疫应答，与抗体和补体无关。效应 T 淋巴细胞与抗原特异性结合后，引起以细胞浸润和组织损伤为主要特征的炎症反应。由于 T 淋巴细胞介导的超敏反应需要经过效应分子的合成阶段，因而 Ⅳ 型超敏反应进程较为缓慢，通常在再次接触相同抗原后 24～72 h 发生，故 Ⅳ 型超敏反应又称为迟发型超敏反应。临床上常见的 Ⅳ 型超敏反应包括接触性皮炎、感染性迟发型超敏反应和移植排斥反应等。Ⅳ 型超敏反应常用的免疫学检测方法为皮肤试验。

Ⅰ～Ⅳ 型超敏反应中涉及皮肤超敏反应试验的主要是 Ⅰ 型和 Ⅳ 型。

Ⅰ. Ⅰ 型超敏反应皮肤试验

实验原理

Ⅰ 型超敏反应的发生机制包含 3 个阶段：

①致敏阶段。变应原进入机体后，诱发特异性 B 淋巴细胞增殖分化，产生 IgE 抗体。该抗体具有亲细胞性，以其 Fc 段与机体组织中肥大细胞、嗜碱性粒细胞等靶细胞表面的 FcεR 结合，使机体呈致敏状态。

②发敏阶段。再次进入相同的抗原与已结合在靶细胞表面的 IgE 发生特异性反应。若双

价或多价抗原分子与靶细胞表面上 2 个以上的 IgE 分子结合，则可发生构型改变，即为桥联反应。桥联反应引发 FcεR 聚集，肥大细胞、碱性粒细胞活化，发生脱颗粒，释放生物活性介质。

③效应阶段。效应阶段是指生物活性介质释放后与效应组织或器官作用，引起局部或全身性过敏反应阶段。根据反应发生的快慢和持续时间的长短，分为速发相反应和迟发相反应。前者以针对生物活性介质发生的血管和平滑肌反应为主，后者以白细胞聚集和炎症为特征。

Ⅰ型超敏反应的皮肤试验主要有两种方法，即皮内试验和点刺试验。皮内试验的阳性反应以风团为主，点刺试验的阳性反应以红晕为主。根据皮内试验和点刺试验的结果，可判断Ⅰ型超敏反应指数。

实验材料、用具与试剂

1. **实验材料** 变应原液。
2. **实验用具** 酒精棉球、干棉球、纱布、1 mL 注射器等。
3. **实验试剂** 医用乙醇。

实验方法

1. **皮内试验** 皮内试验是一种体内特异性试验，皮试液一般选用 1∶100 稀释度。

试验时，先用 75% 乙醇给皮肤消毒，然后用 1 mL 注射器将稀释好的变应原液注入皮内。注入量一般为 10～20 μL，使皮肤形成直径为 3～5 mm 的风团。以生理盐水为对照。皮内试验通常选择受试者的前臂内侧为注射部位，注射时要避免注射部位出血或将液体注入皮下。同时，做多种变应原试验时，每种皮试变应原的注射间距应为 2.5～5 cm，高度可疑敏感的变应原注射部位间距应在 5 cm 以上，并于注射后 20 min 左右观察结果。

2. **点刺试验** 点刺试验是将抗原注入皮肤更浅表一层的简便试验。试验时，将变应原液和生理盐水对照液滴于受试者前臂内侧的皮肤上，然后用针尖透过变应原浸液在皮肤上成 45°角进行点刺，以皮肤不出血为度。2 min 后拭去变应原浸液，15 min 后观察结果。点刺试验较皮内试验更安全，产生的假阳性较少，但敏感性比皮内试验要低。

3. **结果判定** Ⅰ型超敏反应的皮内试验和点刺试验结果的判断标准见表 26-1。

表 26-1　Ⅰ型超敏反应的皮内试验和点刺试验结果的判断标准

反应指数	皮内试验	点刺试验
−	无反应或小于对照	无反应或小于对照
+	风团 3～5 mm，红晕<20 mm	红晕大于对照，<20 mm
++	风团 6～9 mm，伴红晕	红晕>20 mm，无风团
+++	风团 10～15 mm，伴红晕	红晕，伴风团
++++	风团>15 mm，红晕伴伪足	红晕，伴伪足和风团

实验结果

记录本小组的皮内试验和点刺试验结果，并参照表 26-1 判断 I 型超敏反应指数。

II. IV 型超敏反应皮肤试验

实验原理

IV 型超敏反应是由抗原诱导的一种 T 淋巴细胞依赖性免疫应答，是效应 T 淋巴细胞与特异性抗原结合后，引起的以单个核细胞浸润或组织损伤为主要特征的局部超敏反应。因该反应的发生较为迟缓，通常是在再次接触相同抗原后 24～72 h 出现炎症反应，故又称为迟发型超敏反应。IV 型超敏反应与抗体和补体无关，而与效应 T 淋巴细胞、吞噬细胞以及产生的细胞因子或细胞毒性介质有关。

IV 型超敏反应的皮肤试验主要有两种方法，即皮内试验和贴斑试验。皮内试验的阳性结果以红肿和硬结为主；贴斑试验的阳性结果以红肿和水疱为主。根据皮内试验和贴斑试验的结果，可判断 IV 型超敏反应指数。

实验材料、用具与试剂

1. **实验材料**　旧结核菌素或结核杆菌的纯蛋白衍生物、变应原液。
2. **实验用具**　酒精棉球、干棉球、纱布、玻璃纸、蜡纸、1 mL 注射器等。
3. **实验试剂**　医用乙醇。

实验方法

1. **皮内试验**　以结核菌素为例。试验时，用一定浓度的旧结核菌素或结核杆菌的纯蛋白衍生物作为抗原，于前臂内侧皮内注射，48～72 h 后观察结果。

2. **贴斑试验**　取数层面积为 1 cm² 或直径为 1 cm 的圆形纱布浸蘸少许变应原溶液，贴敷于受检者前臂内侧或背部的皮肤上，用玻璃纸或蜡纸覆盖浸药纱布，再用干纱布固定，待 24～72 h 后检查结果。以生理盐水为对照组。如有明显不适，随时打开查看并进行适当处理。

3. **结果判定**　IV 型超敏反应的皮内试验和贴斑试验结果的判断标准见表 26-2。

表 26-2　Ⅳ型超敏反应的皮内试验和贴斑试验结果的判断标准

反应指数	皮内试验	贴斑试验
－	不反应或低于对照	不反应或低于对照
＋	仅出现红肿	轻度红肿、瘙痒
＋＋	红肿，时有硬结	红肿明显、时有红斑
＋＋＋	红肿伴硬结、水疱	红斑伴有豆疹、水疱
＋＋＋＋	大疱和（或）溃疡	红肿、水疱、溃疡

✎ 注意事项

1. 在Ⅰ型和Ⅳ型超敏反应试验中，如要同时试验多种变应原，注意避免变应原间的交叉污染，防止出现假阳性。

2. 试验前需消毒皮肤，如有不适立即采取相应措施。

✎ 课后思考

1. 试述超敏反应各类型的特征。

2. 皮肤超敏反应试验应注意什么？

实验 27

免疫细胞凋亡的形态学检测

实验目的

1. 掌握免疫细胞凋亡形态学变化的特点。
2. 掌握免疫细胞凋亡形态学检测的原理。
3. 掌握免疫细胞凋亡检测的实验步骤。

课前预习

细胞凋亡（apoptosis）是指细胞为维持自身内环境稳定，由基因控制的自主性有序的死亡。不同于细胞坏死，细胞凋亡不是被动的过程，而是一种主动的程序，它涉及一系列自身基因的激活、表达以及调控。细胞凋亡不是病理条件导致的自体损伤现象，而是为了更好地适应生存环境主动采取的一种死亡行为。

细胞凋亡是多基因严格控制的过程，这些基因通常在种属之间非常保守。研究较多的凋亡控制基因有 Bcl-2 家族、caspase 家族、癌基因 *C-myc*、抑癌基因 *P53* 等。随着分子生物学技术的发展，人们对多种细胞凋亡的过程有了一定的认识。但是迄今为止，对凋亡过程的确切机制尚不完全清楚。凋亡过程的启动与肿瘤和自身免疫性疾病等的发生有着直接或间接的关系，能够诱发细胞凋亡的因素也很多，如射线、药物和毒物等。

形态学下观察发现细胞凋亡的过程是多阶段的。凋亡细胞首先变圆，随即与周围的细胞脱离，散失微绒毛，此阶段线粒体大体完整。然后，细胞染色质固缩，细胞质密度增加，线粒体膜电位下降，通透性降低，膜内侧磷脂酰丝氨酸外翻到膜表面。接着细胞核膜、核仁破碎，DNA 降解成大小为 $180 \sim 200$ bp 的片段，进而细胞膜内陷将细胞分割为多个外有膜包裹、内涵物不外泄的细胞凋亡小体。最后，凋亡小体逐渐被周围专职或兼职吞噬细胞吞噬、消化。

I. 凋亡细胞的核染色观察

实验原理

$4',6$-二脒基-2-苯基吲哚（DAPI）是一种能与细胞 DNA 强力结合的荧光染料，可透过完整的细胞膜，常用于活细胞和固定细胞的染色以及细胞凋亡检测。DAPI 穿透细胞膜，与细胞核中的双链 DNA 结合而发挥标记作用，激发后可产生比自身强 20 多倍的荧光，显微镜下可看到显蓝色荧光的细胞。DAPI 的最大激发波长为 340 nm，最大发射波长为 488 nm。DAPI 和双链 DNA 结合后，最大激发波长为 364 nm，最大发射波长为 454 nm。正常的细胞核形完整，染色质均匀。发生凋亡的细胞染色质固缩，向外周聚集，形成周边化，随后染色质进一步固缩，形成很多颗粒物质，最终细胞核破裂形成碎片。

实验材料、用具、仪器与试剂

1. **实验材料**　小鼠 RAW 264.7 细胞系。
2. **实验用具**　载玻片、滴管、滤纸等。
3. **实验仪器**　荧光显微镜等。
4. **实验试剂**

(1) 1∶9 福尔马林乙醇固定液　40％甲醛溶液（福尔马林）10 mL，加无水乙醇 90 mL，混合即得。

(2) DAPI 染色液（1 μg/mL）　DAPI 粉溶于灭菌蒸馏水中，配制成 1 mg/mL 的母液，避光保存，临用前用灭菌蒸馏水进行 1 000 倍稀释。

(3) PBS 缓冲液（pH 7.4）　NaCl 8.5 g、$Na_2HPO_4 \cdot 12H_2O$ 2.85 g 或 $Na_2HPO_4 \cdot 2H_2O$ 1.13 g，KCl 0.2 g、KH_2PO_4 0.27 g，用蒸馏水溶解并定容至 1 L，调节 pH 至 7.4。

(4) 其他试剂　4′,6-二脒基-2-苯基吲哚（DAPI）、生理盐水、蒸馏水等。

实验方法

1. **细胞或组织样品的固定**　取培养生长密度为 70％的小鼠 RAW 264.7 细胞爬片，滴加固定剂（1∶9 福尔马林乙醇固定液）固定细胞或组织样品，流水冲洗以除去固定剂。待干或滤纸吸干。

2. **DAPI 染色**　如为贴壁细胞或组织切片，可用工作浓度为 0.5～1 μg/mL 的 DAPI 染色液染色，染色液覆盖住样品即可。如为悬浮细胞，至少加入待染色样品体积 3 倍的 DAPI 染色液。混匀，室温染色 5～10 min。

3. **荧光显微镜下观察**　吸去 DAPI 染色液，用 PBS 缓冲液或生理盐水洗涤样品 2～3 次，每次 5 min，洗涤完毕后置于荧光显微镜下观察。

实验结果

记录本小组的正常细胞和凋亡细胞进行 DAPI 染色后在荧光显微镜下的结果，拍摄照片，并分析细胞凋亡所处的阶段。

注意事项

1. 荧光物质均易发生淬灭，在进行荧光观察时，应尽量缩短观察时间，注意避光保存。
2. DAPI 等荧光染料有毒，染色时需戴手套，以防止中毒。

II. annexin V-FITC 染色观察

实验原理

正常细胞中，磷脂酰丝氨酸（phosphatidylserine，PS）只分布在细胞双层细胞膜的内侧。在细胞凋亡早期，细胞膜中的 PS 从脂膜内侧翻向外侧。annexin V 是一种分子质量为 35～36 ku 的 Ca^{2+} 依赖性磷脂结合蛋白，能与细胞凋亡过程中翻转到细胞膜外侧的 PS 特异性结合。用 FITC 标记的 annexin V 作为荧光探针，在荧光显微镜下可检测细胞凋亡各阶段的发生。

碘化丙啶（propidium iodide，PI）是一种核酸染料，它无法穿透正常细胞和早期凋亡细胞完整的细胞膜，但对在凋亡中、晚期的细胞或死细胞，PI 能够通过细胞膜与细胞核结合，在荧光显微镜下呈现红色。将 annexin V 与 PI 配合使用，可将凋亡早期的细胞和中、晚期的细胞以及死细胞区分开来。

实验材料、用具、仪器与试剂

1. **实验材料**　小鼠 RAW 264.7 细胞系。
2. **实验用具**　载玻片、滴管、滤纸等。
3. **实验仪器**　荧光显微镜或共聚焦显微镜等。
4. **实验试剂**　annexin V-FITC、碘化丙啶。

实验方法

1. **染色**　取培养生长密度为 70％的小鼠 RAW 264.7 细胞爬片，滴加 200 μL annexin V-FITC，轻轻混匀后于 4 ℃避光条件下孵育 15～30 min。然后，再加入 200 μL PI，4 ℃避光条件下孵育 5 min。
2. **镜检**　在荧光显微镜或共聚焦显微镜下观察。

实验结果

记录本小组的贴壁细胞或细胞悬浮液进行 annexin V 与 PI 染色后在荧光显微镜下的结果，拍照，观察凋亡细胞 PS 外翻情况。

Ⅲ. 凋亡细胞的电子显微镜观察

实验原理

凋亡细胞的超微结构特征与正常细胞有些不同，在电子显微镜下可观察到细胞质的固缩、染色质浓缩成半月形或帽状附于核膜、核的碎裂以及凋亡小体的形成等。

实验材料、用具、仪器与试剂

1. **实验材料**　小鼠 RAW 264.7 细胞系。
2. **实验用具**　载玻片、细胞刮、滤纸等。
3. **实验仪器**　离子喷射仪、扫描电子显微镜、透射电子显微镜等。
4. **实验试剂**

(1) **磷酸盐缓冲液**（PBS）　将 8 g NaCl、0.2 g KCl、1.44 g Na_2HPO_4、0.24 g KH_2PO_4 溶于 800 mL 蒸馏水中，用浓 HCl 调节 pH 至 7.2～7.4，加蒸馏水定容至 1 L。

(2) **0.1 mol/L PB 缓冲液**　13.8 g $NaH_2PO_4 \cdot 2H_2O$、35.8 g $Na_2HPO_4 \cdot 12H_2O$，用蒸馏水溶解并定容至 1 L，用 HCl 或 NaOH 调 pH 至 7.4 混匀。

(3) **其他试剂**　戊二醛、乙酸异戊酯、锇酸、乙醇、丙酮、环氧树胶、醋酸铀、柠檬酸铅、羰基氰酯（CCCP）等。

实验方法

1. **扫描电子显微镜观察**　以适当的物质诱导细胞凋亡，收集细胞。用 PBS 缓冲液漂洗细胞表面后，再用 2.5% 戊二醛固定细胞团块 2 h。

用 0.1 mol/L PB 缓冲液洗涤细胞 3 次后，先用 1% 锇酸固定 1 h，再用 PBS 缓冲液洗涤细胞 3 次，梯度乙醇脱水，乙酸异戊酯置换 2 次，每次 15 min。

临界点干燥，离子喷射仪镀膜喷金，黏台后用扫描电子显微镜观察。

2. **透射电子显微镜观察**　用适当的物质，如 50 mmol/L 羰基氰酯（CCCP）诱导小鼠 RAW 264.7 细胞凋亡，用细胞刮收集细胞，与培养液一起离心，弃上清液。首先，用 2.5% 戊二醛固定细胞团块 2 h；然后，用 0.1 mol/L PB 缓冲液洗涤细胞 3 次，再用梯度乙醇、丙酮脱水；最后，用环氧树胶浸透包埋，超薄切片，用醋酸铀及柠檬酸铅染色后，在透射电子显微镜下观察。

实验结果

分别记录本小组的细胞在扫描电子显微镜和透射电子显微镜下的结果，拍摄照片，观察凋亡细胞的超微结构特征。

课后思考

1. 细胞凋亡和坏死的主要区别有哪些？

2. 细胞凋亡的形态学变化有哪些特征？其不同阶段特征如何区分？

实验 28

免疫细胞凋亡的寡核苷酸片段检测

实验目的

1. 了解细胞凋亡的原理。
2. 掌握凋亡细胞的寡核苷酸片段检测方法。

课前预习

细胞凋亡是在特定的内源或外源信号诱导下，生物体内细胞死亡途径被激活，并在相关基因的调控下发生程序性死亡。此过程涉及染色质凝聚和外周化，细胞质减少、致密化，核酸片段化，与周围细胞联系中断以及内质网与细胞膜融合，最终细胞形成许多细胞凋亡小体，被其他细胞吞入。

可根据细胞凋亡过程中细胞发生的各种变化，采取相应的检测方法。如针对形态学上的变化，可运用光学显微镜、倒置显微镜、荧光显微镜、共聚焦激光扫描显微镜和透射电子显微镜观察细胞形态的变化。针对细胞凋亡过程中出现的一些特异性的分子结构变化，也有一些检测方式。如细胞凋亡过程中，细胞膜的磷脂酰丝氨酸会从膜内层翻出。因此，通过检测细胞表面的磷脂酰丝氨酸残基，也能反映出细胞正在凋亡或者已经凋亡。其他的方法，如线粒体膜势能的检测以及 caspase 酶活性的检测等方法，都是基于细胞凋亡过程中所产生的特定信号分子进行检测的方法。

上述的这些方法都各自有其优缺点。有时，仅仅运用一种方法不能判断细胞是否发生凋亡。这种情况下，需要运用其他方法进行验证或补充，以得到肯定的结果。在众多检测细胞凋亡的方法中，寡核苷酸片段检测法是一种经典的、易于操作的细胞凋亡检测方法。

实验原理

细胞凋亡的主要生化特征之一是其染色质发生浓缩，染色质 DNA 在核小体单位之间的连接处发生断裂，形成 $50\sim300$ kb 大小的 DNA 大片段或 $180\sim200$ bp 整数倍大小的寡核苷酸片段，在凝胶电泳上呈现为梯形电泳图谱（DNA ladder）。细胞经凋亡诱导后，常规方法提取细胞 DNA，进行琼脂糖凝胶电泳和溴化乙锭（EB）染色，可观察到典型的 DNA ladder。

实验材料、用具、仪器与试剂

1. 实验材料　人自发性永生化角质形成细胞系（HaCaT）细胞。

2. 实验用具　微量移液器、eppendorf 管、枪头等。

3. 实验仪器　CO_2 培养箱、离心机、低温水浴锅、振荡仪、琼脂糖凝胶电泳仪、凝胶成像分析系统等。

4. 实验试剂

(1) DMEM 培养基　含 10% 胎牛血清、100 U/mL 青霉素和 100 U/mL 链霉素的 DMEM 培养液。

(2) 1 mol/L Tris-HCl（pH 8.0）　称取 Tris 6.06 g，加超纯水 40 mL 溶解后，滴加浓 HCl 调节 pH 至 8.0，用超纯水定容至 50 mL。

(3) 0.5 mol/L EDTA（pH 8.0）　称取 EDTA-2Na·$2H_2O$ 9.306 g，加超纯水 35 mL，剧烈搅拌，用 NaOH 调节 pH 至 8.0，用超纯水定容至 50 mL。

(4) 1×TE 缓冲液（pH 8.0）　1 mol/L Tris-HCl（pH 8.0）1 mL、0.5 mol/L EDTA（pH 8.0）0.2 mL，用超纯水定容至 100 mL。

(5) 细胞核裂解液　含 10 mmol/L Tris-HCl（pH 8.0）、10 mmol/L EDTA、150 mmol/L NaCl、100 μg/mL 蛋白酶 K、0.4% SDS（最后加）。

(6) 其他试剂　饱和酚、氯仿-异戊醇（24∶1）、75% 乙醇、DNA 上样缓冲液、95% 乙醇、溴化乙锭（EB）、琼脂糖等。

实验方法

1. HaCaT 细胞凋亡的诱导　将 HaCaT 细胞以 $5×10^5$ 个/mL 接种于 DMEM 培养基中，置于 37 ℃ 的 CO_2（含 5% CO_2）培养箱中培养，2～3 d 换液 1 次。2 周后收集 HaCaT 细胞，分别用不同剂量（0 J/cm²、2 J/cm²、10 J/cm² 和 20 J/cm²）的紫外线 A（ultraviolet A，UVA）处理。

2. DNA 的提取　2 500 r/min 离心 5 min 收集细胞，弃上清。沉淀中加入 0.5 mL 细胞核裂解液，重悬沉淀，转移至 1.5 mL eppendorf 管中混匀，65 ℃ 孵育 30 min，间歇振荡。加入等体积的饱和酚，充分颠倒混匀。16 000 r/min 离心 5 min，上层水相转移至新的 eppendorf 管中，加入等体积氯仿-异戊醇，颠倒混匀。16 000 r/min 离心 5 min，转移上层水相到新的 eppendorf 管中，加入 2 倍体积 95% 乙醇，颠倒混匀后 16 000 r/min 离心 10 min，弃上清，沉淀中加入 75% 乙醇，12 000 r/min 离心 2 min，轻轻弃去上清，打开 eppendorf 管盖，室温静置 5～10 min，加入 100 μL 1× TE 缓冲液溶解沉淀。

3. 琼脂糖凝胶电泳　取 2～3 μg 纯化的 DNA，加入 DNA 上样缓冲液后，在 1%～2% 的琼脂糖凝胶（含溴化乙锭）上进行电泳检测，50 V 电泳约 2 h（低电压有利于 DNA 片段的分离），凝胶成像分析系统观察 DNA ladder。

4. 结果判定　正常细胞 DNA 电泳出现单一明亮的条带，凋亡细胞 DNA 电泳出现 DNA ladder 条带，坏死细胞 DNA 电泳出现弥散的连续性条带。

实验结果

在凝胶成像分析系统上观察正常细胞和凋亡细胞的 DNA 条带并拍照，分析凋亡细胞 DNA ladder 的有无。

注意事项

1. 电泳时需用新鲜配制的电泳缓冲液。

2. 电泳时为获取最佳的电泳效果，使 DNA ladder 充分分离，可采用低电压电泳，延长电泳时间。

3. 若诱导组没有出现 DNA ladder，可能是由于细胞诱导率过低或 DNA 产量过少，可提高诱导剂浓度和加大 DNA 提取量。

4. DNA 电泳结果弥散，未出现 ladder，可能是细胞凋亡晚期非特异性地剪切 DNA 所致，可做不同诱导时期动态连续性检测。

课后思考

1. 阐述细胞寡核苷酸片段检测法的原理和关键步骤。

2. 细胞寡核苷酸片段检测结果常见的问题有哪些？如何解决？

免疫细胞凋亡的流式细胞术检测

实验目的

1. 掌握免疫细胞凋亡检测技术的实验原理。
2. 掌握流式细胞术检测的操作流程和技术要点。
3. 掌握流式细胞术检测免疫细胞早期和中晚期凋亡的判定特征。

课前预习

　　流式细胞术是以流式细胞仪为检测工具的一项能快速、精确地对单个细胞的理化性质进行多参数定量分析和分选的新技术。

　　流式细胞术最大的特点是能在保持细胞及细胞器结构、功能不被破坏的前提下，通过荧光探针标记对细胞进行定量分析或纯化分选，为细胞功能研究提供新的手段。目前，流式细胞仪主要分为经典流式细胞仪（包括分析型和分选型）、量化成像分析流式细胞仪和质谱流式细胞仪。

　　经典流式细胞仪可对细胞悬液中的单个细胞的大小，胞内颗粒复杂度，细胞表面分子、内部超微结构、蛋白、染色体、核酸等进行多参数快速分析。分选型的流式细胞仪还可按照实验设计要求分选出具有相同特征的细胞群体，用于培养或进一步研究。

　　量化成像分析流式细胞仪是荧光显微成像的形态学量化分析系统与经典流式细胞仪的结合体。其最大的特点是在捕获流式参数的同时，可获取相应细胞的图像资料，并在图像直视下对参数进行分析，有利于通过形态学的识别了解细胞亚群的性质，特别是在细胞内信号转导，转录因子核转位，细胞的吞噬、凋亡和自噬，药物、炎症、肿瘤相关基因等导致细胞形态和功能改变的研究，在对稀有细胞或新发现的细胞亚群研究中具有更为独特的优势。

　　质谱流式细胞仪整合了经典的流式技术和质谱技术，采用金属元素偶合技术，解决了由于不同荧光光谱之间重叠带来的串色问题，实现了几十个参数同时检测。其获取和分析数据的能力更为强大，在系统生物学、系统医学的研究和应用中发挥重要的作用。流式细胞术广泛应用于多学科领域，本实验主要介绍流式细胞术在免疫细胞凋亡方面的应用。

实验原理

　　正常细胞中，磷脂酰丝氨酸（phosphatidylserine，PS）只分布在细胞膜脂质双分子层的内侧；而早期凋亡细胞，细胞膜中的 PS 由脂膜内侧翻向外侧。annexin V 是一种分子质量为 35～36 ku 的 Ca^{2+} 依赖性磷脂结合蛋白，能与细胞凋亡过程中翻转至膜外的 PS 特异性结合。将 FITC 标记的 annexin V 作为荧光探针，在荧光显微镜下可通过检测荧光信号判断细胞凋亡的发生。

正常细胞和早期凋亡细胞的细胞膜是完整的。碘化丙啶（PI）是一种核酸染料，它无法通过完整的细胞膜，但对中、晚期凋亡细胞或死细胞，PI 能够透过细胞膜与细胞核发生结合，激发光下呈现红色荧光。将 annexin V 与 PI 配合使用，通过流式细胞仪对相应荧光信号强度进行采集和分析，可将凋亡早期的细胞和中、晚期的凋亡细胞以及死细胞区分开来。

📝 实验材料、用具、仪器与试剂

1. 实验材料 悬浮细胞（如 Jurkat 细胞系）、贴壁细胞（如 RAW 264.7 细胞）。

2. 实验用具 离心管、微量移液器、样品管（流式细胞仪专用）、细胞筛（200 目）、0.22 μm 微孔滤膜等。

3. 实验仪器 离心机、低速离心机、流式细胞仪等。

4. 实验试剂

(1) 磷酸盐缓冲液（PBS） 称取 8 g NaCl、0.2 g KCl、1.44 g Na_2HPO_4、0.24 g KH_2PO_4，溶于 800 mL 蒸馏水中，用 HCl 溶液调节 pH 至 7.2～7.4，加水定容至 1 L，室温保存。

(2) 50 μg/mL PI 染色液 0.5 mg PI 粉溶于 1 mL 灭菌蒸馏水中，充分溶解后 4 ℃ 避光保存，临用前 10 倍稀释。

(3) 20 μg/mL annexinV-FITC 0.2 mg annexinV-FITC 溶于 1 mL 灭菌蒸馏水中，充分溶解后避光 4 ℃ 保存，临用前 10 倍稀释。

(4) 其他试剂 碘化丙啶（PI）、不含 EDTA 的胰酶、染色缓冲液。

📝 实验方法

1. 细胞样品的制备 对于悬浮细胞，在进行完细胞凋亡刺激后，1 000g 离心 5 min；对于贴壁细胞，因培养液中含有因凋亡或死亡而悬浮的细胞对结果的显著性具有重大影响，所以不可任意丢弃，需将细胞培养液吸出转移至离心管内。用 PBS 缓冲液洗涤贴壁细胞 1 次，加入不含 EDTA 的胰酶消化细胞。室温孵育至轻轻吹打可使细胞脱落下来时，终止消化。加入收集的细胞培养液，轻轻吹打使贴壁细胞脱落，后将培养液转移到离心管内，1 000g 离心 5 min。

2. 细胞染色处理 用 1 mL PBS 缓冲液轻轻重悬细胞并计数，细胞数量不少于 1×10^5 个/mL。1 000g 离心 5 min，收集细胞。加入 400 μL 的染色缓冲液，轻轻重悬细胞，加入 5 μL 浓度为 20 μg/mL 的 annexinV-FITC，轻轻混匀，室温避光孵育 15 min。然后，加入 10 μL 浓度为 50 μg/mL 的 PI 染色液，轻轻混匀，冰浴避光放置 5 min。在 30 min 内进行流式细胞仪检测。annexinV-FITC 为绿色荧光，PI 为红色荧光。

3. 流式细胞仪分析检测 流式细胞仪设置激发波长为 488 nm、发射波长为 530 nm 的激发光检测 FITC；大于 575 nm 的激发光可检测 PI。annexinV-FITC 的绿色荧光可通过 FITC 通道（FL1）检测；PI 红色荧光则可通过 PI 通道（FL2）进行检测。

使用流式细胞仪分析 annexinV-FITC/PI 双染的细胞前，需做仪器的荧光补偿来去除两种染料激发光之间的光谱叠加。通过设置未处理的正常细胞和 annexinV-FITC、PI 分别单染的细胞来调整荧光补偿以去除光谱重叠。

4. 流式细胞结果分析与判定　正常活细胞仅有很低的荧光强度，凋亡细胞有较强的绿色荧光，坏死细胞有绿色和红色荧光双重染色。以 annexinV-FITC 荧光强度设为横坐标，PI 设为纵坐标，荧光补偿后确定十字门的位置。十字门左下区为正常细胞，右下区为早期凋亡细胞，右上区为晚期凋亡或坏死细胞。

实验结果

用二维点图表示流式细胞仪检测到的绿色荧光和红色荧光细胞，并分析免疫细胞凋亡的比例。

注意事项

1. 细胞凋亡是一种持续变化的动态过程，选择合适的诱导时间对观察凋亡时期比较重要。染色后宜尽快检测，时间过长可能会导致凋亡或坏死细胞的数量增加。

2. 推荐使用悬浮细胞进行检测。如为贴壁细胞，需用不含 EDTA 的胰酶进行消化，以避免假阳性。

3. 每次检测前需使用正常细胞作为对照，以进行荧光补偿。

课后思考

1. 流式细胞术在检测细胞功能方面的作用有哪些？

2. 流式细胞术检测免疫细胞凋亡需要注意哪些事项？

3. 流式细胞术检测细胞凋亡的结果分析要点有哪些？

龚非力，2019. 医学免疫学. 北京：科学出版社.

郭鑫，2017. 动物免疫学实验教程. 北京：中国农业大学出版社.

霍勇，陈明，2011. 心血管病实验动物学. 北京：人民卫生出版社.

霍治，黎明，2014. 医学免疫学实验教程. 长沙：中南大学出版社.

金伯泉，2008. 医学免疫学. 北京：人民卫生出版社.

柳忠辉，邵启祥，2013. 常用免疫学实验技术. 北京：高等教育出版社.

余平，2012. 免疫学实验. 武汉：华中科技大学出版社.

张吉斌，2016. 免疫学. 北京：中国农业出版社.

张文学，2007. 免疫学实验技术. 北京：科学出版社.

张晓莉，新燕，张涛，2008. 医学免疫学实验教程. 北京：北京大学医学出版社.

赵斌，林会，何绍江，2017. 微生物学实验. 北京：科学出版社.

图书在版编目（CIP）数据

免疫学实验/胡咏梅主编.—北京：中国农业出版社，2021.9
普通高等教育农业农村部"十三五"规划教材　全国高等农林院校"十三五"规划教材
ISBN 978-7-109-28482-1

Ⅰ.①免… Ⅱ.①胡… Ⅲ.①医药学－免疫学－实验－高等学校－教材　Ⅳ.①R392-33

中国版本图书馆 CIP 数据核字（2021）第 132960 号

中国农业出版社出版

地址：北京市朝阳区麦子店街 18 号楼
邮编：100125
责任编辑：宋美仙　　文字编辑：耿韶磊
版式设计：王　晨　责任校对：刘丽香
印刷：中农印务有限公司
版次：2021 年 9 月第 1 版
印次：2021 年 9 月北京第 1 次印刷
发行：新华书店北京发行所
开本：787mm×1092mm　1/16
印张：10
字数：240 千字
定价：28.00 元